건강식품 시리즈 1

나또와 청국장

우리나라의 청국장은 콩으로 발효한 식품 중에서 발효기간이 가장 짧고 특이한 풍미와 우수한 영양성분을 가지고 있는 옛날부터 전해온 전통식품이다. 1760년 류중인에 의해 출간된 "증보산림경제"에 전국장(戰國醬)의 제법에 관해서 설명하고 있는데 콩을 잘 씻어 삶아서 볏짚에 싸서 따뜻하게 3일간을 두면 진이 생긴다고 적혀 있다. 그리고 청나라로부터 전해왔다는 의미로 청국장(淸國醬)이라고 하였다고 한다.

우리나라의 청국장은 지방에 따라 제조방법이 다소 다르나, 삶은 콩을 볏짚에 붙어있는 야생 청국장균(고초균, Bacil-lus sub-tilis)에 의해서 발효했었다. 일본의 나또청국장은 승려들의 부식으로 절에 납품했다고 해서 나또(納豆, natto)라고 부르며, 제법은 삶은 콩에 청국장균을 배양하여 직접 먹고 있으나 우리나라 청국장과 다른 점은 청국장균을 배양한 콩을 소금과 혼합하여 발효시킨 다음 청국장을 만들어 먹는 것이다.

나또는 동경대학 야배에 의하여 "On the vegetable cheese natto"라는 나또(생청국장)에 관한 과학적인 연구를 처음 발표한 것으로 인하여 나또가 미국과 유럽까지 소개되었다. 그 후 과학의 발전과 미생물학적, 생리학적, 영양학적, 생화학적, 의학적인 연구가 진행되어, 나또의 신비성이 하나 둘 씩 밝혀지기 시작하였다. 나또는 우리들에게 좋은 영양공급원으로서 그리고 건강에 효과가 좋은 식품으로서 사용되어 왔고 최근 놀라운 연구발표가 나오고 있다.

그 내용은 혈전용해효소 나또키나제(nattokinase)의 발견이다. 나또의 발효 중에 생성되는 단백질분해효소의 한 종류인 나또키나제가 혈관 안에서 혈액이 응고된 혈전을 용해하기 때문에 나또를 섭취함으로서 혈전의 예방과 심장혈관계의 강화에 관련이 있는 식품이다.

나또는 청국장균이 자라면서 비타민 B_2와 K_2를 생합성하고, 비타민 B_2는 증자한 콩의 6배, 비타민 K_2는 다른 발효식품의 수백배 함유하고 있다. 최근의 연구에서 뼈를 형성하려면 비타민 K_2가 중요한 작용을 하고, 칼슘만을 흡수하면 뼈를 형성하지 못한다는 것을 알게 되었다. 비타민 K중에서도 비타민 K_2와 같이 공급함으로서 뼈를 형성하게 된다는 것을 알게 되었다. 그 외에 나또와 청국장이 생체내 조절기능, 정장작용, 항균작용, 면역계의 작용, 당뇨병예방 등이 있다는 것으로 알려졌다.

이와 같이 옛날부터 전해온 전통식품인 나또와 청국장이 현대과학에 의하여 여러 기능성이 밝혀져 소비자들의 인식이 높아져 그 수요량이 증가하고 있다. 여기에서는 소비자들에게 나또의 영양과 기능성에 관한 지식을 알리고 동시에 앞으로 나또와 청국장을 만드는 공장에서 종사하는 분들에게 기초기술을 터득하는데 도움을 주기위해 집필하였다. 여러분들에게 다소라도 도움이 된다면 고맙게 생각합니다.

끝으로 이책을 출판하는데 도움을 주신 네추럴웨이(주) 최종헌사장과 출판하여주신 도서출판 효일 김홍용 사장에게 감사드립니다.

2007년 11월 6일

저자씀

차 례

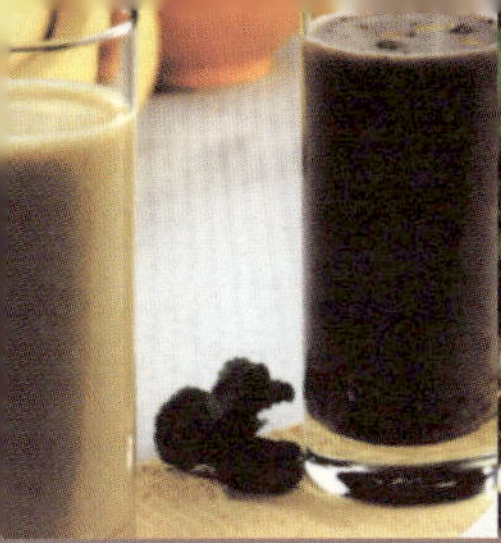
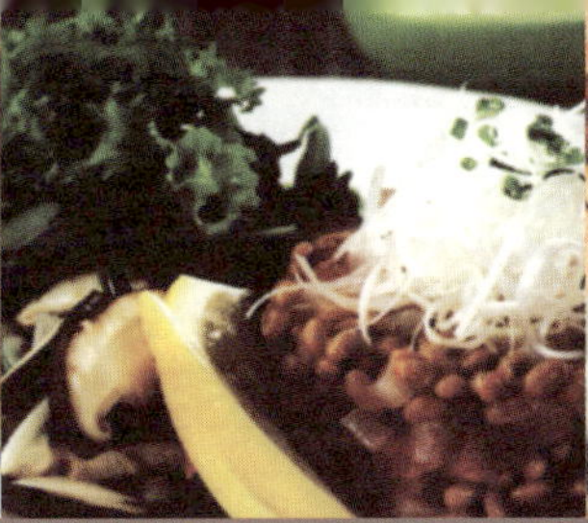
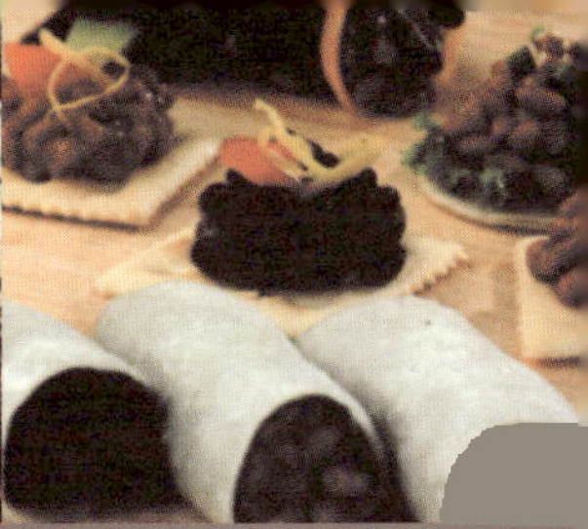

01

건강발효식품

건강을 지키는 나또와 청국장의 새로운 인식

나또와 청국장이란 무엇인가? • 나또와 청국장은 영양가가 높고 비타민과 소화효소가 풍부하다 • 나또에 있는 리놀레산, 리놀렌산, 비타민 E에 의한 뇌졸중, 심장병, 동맥경화의 예방 • 나또 중에 있는 레시틴에 의한 코레스테롤과 노폐물의 제거 • 고혈압의 예방 • 나또에는 소화효소와 혈전을 용해하는 나또키나제를 많이 함유하고 있다 • 나또는 골다공증을 예방한다 • 당뇨병의 예방과 당뇨치를 내려주는 비타민 B_2함량이 많다 • 나또는 장 속을 깨끗하게 청소 • 나또의 점도가 높은 점질성물질은 노폐물을 배설한다 • 변비예방과 정장작용 • 레시틴으로 뇌의 활동을 활발하게 그리고 치매예방 • 간기능개선과 숙취해소 • 암을 예방 • 항균성을 가진다 • 노화를 억제하고 비만을 예방 • 면역계로의 작용 • 나또와 청국장의 효능이 다른 점

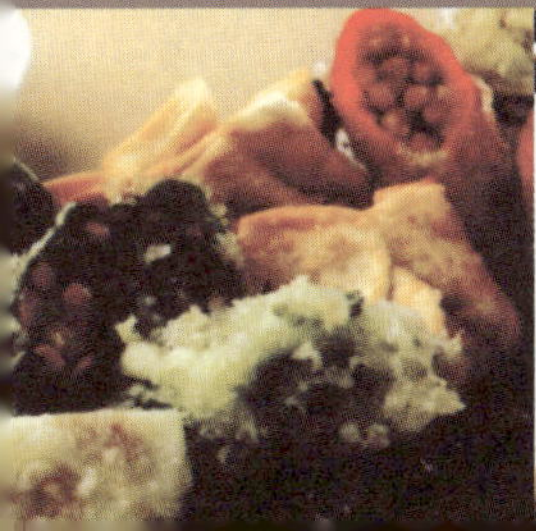
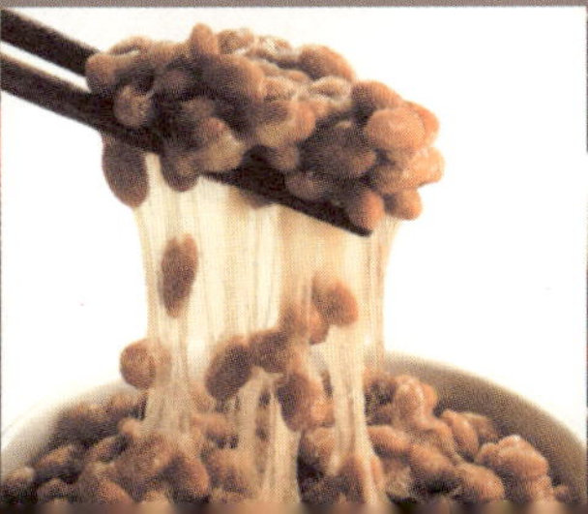
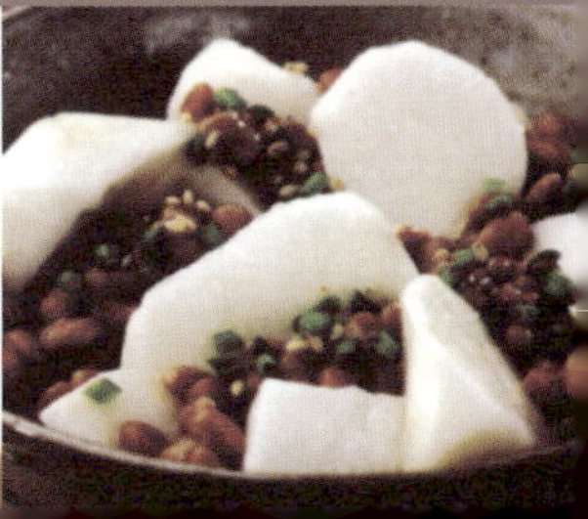

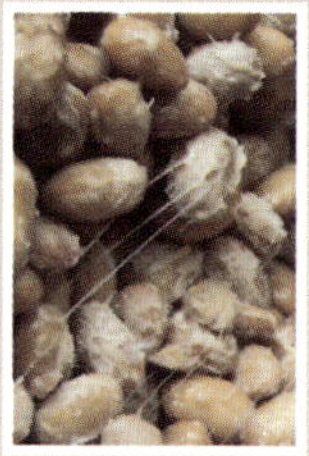

청국장과 나또와 청국장은 고대부터 전해온 전통발효식품이고 우리나라는 청국장을, 일본은 나또(생청국장)를 주로 먹어 온 전통식품으로 계승해 왔다.

그동안 응용미생물학이 발달되어 순수배양법으로 인하여 제조법이 확립되고, 현재는 나또 또는 나또를 환을 만들어 건조한 형태와 청국장형태로 생산되어 시판하고 있다. 그리고 영양학적, 생화학적, 의학적인 연구가 진행 되어 그의 신비성이 하나 둘 씩 해명되기 시작하였다.

이들 청국장류는 우리나라사람과 일본사람에게 좋은 효과가 있는 영양원으로서, 그리고 건강에 효과가 높은 건강식품으로서 기대되는 식품이다. 최근에 새로운 기능작용에 관해 발표되고 있다. 그것은 혈전용해효소 나또키나제(nattokinase)의 발견이다. 청국장균이 콩에 생육하는 동안에 소화효소와 최근에 알려진 혈관 안에서 혈액을 응고시킨 혈전을 용해하는 나또키나제를 생성한다.

나또키나제를 생산하여 함유된 나또를 섭취함으로서 혈전이 형성되는 것을 예방하는 것과 심장혈관계의 강화에 효과가 있다고 한다. 그리고 청국장균이 자라면서 생합성 된 비타민 K_2가 칼슘성분이 뼈를 형성하는데 중요한 역할을 한다고 발표되어있다. 그리고 동물 실험을 통해서 당뇨병예방에도 효과가 있다는 보고가 있었다.

그러므로, 나또와 청국장류는 이러한 과학적인 해명으로 인하여 새로운 건강식품으로 인식되어 현대사회에 기여하고 있다.

1 나또와 청국장이란 무엇인가?

나또와 청국장은 삶은 콩에 청국장균(*Basillus subtilis*)를 접종하여 배양 발효시킨 것으로 단백실이 풍부하고 된상과 함께 천년이 넘게 애용되어온 우리나라와 일본의 전통 발효식품이다.

나또는 우리의 청국장과 마찬가지로 볏짚의 바실러스균(*Basillus*균)을 이용해 발효시킨 것으로 끈적끈적한 점액이 콩의 표면을 싸고 있으며, 그것을 저으면 저을 수록 부피가 점점 커지고 더욱 끈적끈적해진다. 단백질이 분해되어 발생되는 강력한 암모니아 등의 냄새와 끈적거림으로 일본인에게는 보편화된 식품이다.

나또의 원료인 콩은 양질의 단백질과 지방, 비타민, 미네랄 등이 균형있게 함유되어 있어 건강에 필요한 영양원이라 할 수 있다.

그러나 콩은 조직이 단단하여 그대로 먹으면 소화가 나쁘므로 반드시 가열 등의 조리나 가공을 해서 먹어야 된다. 반면 청국장균의 작용에 의하여 발효된 나또는 소화흡수가 잘 되어 콩의 이러한 결점을 해소한다. 나또의 유용한 성분으로 미백효과가 있는 비타민 B2가 콩의 2배, 골다공증에 효과가 있다고 알려진 비타민 K2는 청국장균에 의하여 보다 더 생성되며 식품 중에서 나또에 가장 많이 함유되어 있는 영양소이다.

또한 혈전중에 효과가 좋다고 알려진 혈전분해효소 "나도키나아제"는 나또균에 의하여 합성된 것인데, 두부나 다른 콩 식품에는 들어있지 않다. 이 밖에도 나또에 함유된 나또균과 식이섬유, 사포닌등이 정장효과와 변비개선에 도움을 준다.

나또는 심장병, 발작과 뇌졸중풍 예방, 골다공증 예방, 암 예방, 당뇨예방, 항균성, 소화력 향상, 정장 작용, 노화를 억제하고 비만을 예방하는 등의 많은 효능을 가지고 있다.

2 나또와 청국장은 영양가가 높고 비타민과 소화 효소가 풍부하다

2.1. 나또와 청국장은 좋은 영양원

나또는 식품분석표(표 1-1)에 나타낸 것과 같이 양질의 단백질을 많이 함유하고 있고 비타민 또는 무기물질, 지방 등 영양이 풍부한 균형이 잡힌 우수한 식품이라고 할 수 있다, 소고기와 계란의 단백질만을 비교하여도 나또 100g은 소고기 76g, 계란 2개 반 정도에 상당하는 식품이다.

표 1-1 나또와 단백질식품의 영양성분(100g중)

식품명	에너지 kcal	수분 g	단백질 g	지질 g	당질 g	섬유 g	칼슘 g	B_1 mg	B_2 mg	니아신 mg	K_2 mg	E mg
노란색콩	383	9.2	41.3	17.6	22.6	3.5	127	0.10	0.17	3.2		
증자한 콩	180	62.5	16.0	9.0	7.6	2.1	70	0.22	0.09	0.5		
나또(생청국)	200	59.5	16.5	10.0	9.8	2.3	90	0.07	0.56	1.1	+	+
생청국분말	360	9.4	41.3	17.8	20.2	9.0	179	0.40	2.42	4.7		
두부	91	83.3	8.6	1.7	0.3	1.9	183	0.03	0.03	0.5		
소고기	144	71.8	21.2	5.6	0.3	0	4	0.09	0.21	4.9		
계란	162	74.7	12.3	11.2	0.9	0	55	0.08	0.4	0.1		

▶ 식품성분표(한국농촌진흥청), 일본식품표준성분표(일본과학기술청, 일본후생성)

증자한 콩에 청국장균이 번식하면서 효소와 비타민을 생합성하여 나또 중에는 소화효소를 비롯한 나또키나제와 비타민을 함유하고 있다. 비타민 B_2는 증자한 콩에 비교하여 6배나 많이 함유하고 있고, 비타민 K_2는 다른 발효식품보다 수백배 함유하고 있다. 그리고 비타민 E의 함량도 높다. 그 외에 레시틴과 지방산을 함유하고 있고, 지방산 중에는 불포화 지방산인 리놀산과 리노렌산을 함유하고 있다(표 1-3, 표 1-4).

2.2. 나또와 청국장은 소화흡수가 좋은 양질의 영양원

콩은 단백질함량이 풍부하지만 원형상태로는 소화가 잘되지 않아 체내에 들어와도 60~70%만이 흡수된다. 콩을 가공하면 소화흡수가 좋아진다. 특히 콩을 삶아 청국장균을 배양하면 단백질의 흡수율이 90%이상이 된다. 콩가공식품의 소화율과 영양량을 비교하면 (표 2-1)에 나타낸 것과 같이 증자한 콩에 청국장균이 번식하면 먹기 쉽고 소화흡수하기 쉽게 된다. 소화율은 증자한 콩의 67%로부터 85%로 상승하고, 영양량도 콩가공식품 중 가장 높다.

이와 같이 소화 흡수가 좋은 것은 청국장균의 생육에 의하여 생성된 단백질분해효소(protease), 전분질분해효소(amy-lase), 지질분해효소(lipase), 섬유분해효소(cellulase) 등 여러 종류의 소화효소의 작용에 의한 것이다

단백질분해효소의 작용

단백질 —(단백질분해효소)→ 펩티드 —(펩티드가수분해효소)→ 아미노산

전분질분해효소의 작용

전분 —(a-아밀라아제)→ 덱스트린 —(글르코아밀라아제)→ 포도당

표 1-2 콩가공품의 소화율과 영양량

식품명	가공수율(%)	소화율(%)	영양량(100g당)
증자한 콩	98	68	67
생나또	90	85	77
볶은 콩	98	60	59
콩가루	90	83	75
두 부	52	95	49

▶ 영양량 : 가공수율(%)×소화율(%)

일반적으로 단백질과 전분질과 같은 고분자 물질은 장막을 투과할 수가 없어 체내로 흡수가 되지 않으나 아미노산과 포도당과 같은 저분자물질은 장막을 통과하여 체내로 흡수된다.

단백질분해효소는 단백질을 펩티드(peptide)로, 펩티드는 아미노산으로 분해하는 작용을 하고, 전분질분해효소(amylas-e)는 전분질을 덱스트린(dextrin)으로, 덱스트린을 포도당으로 분해

하는 작용을 한다. 지질분해효소(lipase)는 지방을 분해하여 글리세린과 지방산으로 분해하는 작용을 한다. 그리고 섬유소분해효

표 1-3 나또 100g의 구성 성분

구 분	성 분	함유량
비타민류	비타민B_1	0.07mg
	비타민B_2	056mg
	비타민E	1.2mg
	비타민K	870㎍
미네랄	칼슘	90mg
	칼륨	640mg
	철	3.3mg
	마그네슘	100mg
	세렌	234㎍
아미노산	리신	1.2g
	트레오닌	0.8g
	그루타민	3.4g
	크립토판	0.2mg
	아스파라긴	2g
	아르기닌	0.9g
	기타	12종류
영양성분	단백질	16.5g
	탄수화물	10g
	지방	10g
약효성분	레시틴	0.9g
	리놀레산	53mg
	이소프라본	106mg
	사포닌	90~100mg

표 1-4 영양성분비교

구 분	나 또	기누고시두부	옥면두부	소고기(로스)	계란
에너지kcal	200	56	72	316	151
단백질 g	16.5	4.9	6.6	16.5	12.3
지질 g	10	3.0	4.2	26.1	10.3
탄수화물 g	10	2.0	1.6	0.2	0.3
칼슘mg	90	43	120	2.4	51
철mg	3.3	0.8	0.9	3	1.8
나트륨mg	2	7	13	49	140
칼륨mg	640	150	140	240	130
비타민B_1mg	0.07	0.1	0.07	0.07	0.06
비타민B_2mg	0.56	0.04	0.03	0.21	0.43

소(cellulase)는 섬유소를 당으로 변화시키는 작용을 한다.

이와 같이 청국장균이 생산한 단백질분해효소는 단백질을 아미노산으로, 전분질분해효소는 전분을 포도당으로 분해하고 이 아미노산과 당이 장막을 투과하여 체내로 흡수시키는 작용을 촉진시킨다. 특히 인체 내에서 이들의 소화효소 생합성이 적어 부족한 환자에게 소화효소를 보충하는데도 좋은 식품이다.

3 나또에 있는 리놀레산, 리놀렌산, 비타민 E에 의한 뇌졸증, 심장병, 동맥경화의 예방

나또에는 아미노산의 균형이 잘 되어있는 좋은 단백질과 식물성지방을 풍부하게 갖고 있다. 이들은 건강을 유지하는데 없어서 안 되는 성분이고, 리놀레산(linoleic acid)과 리놀렌산(linolenic acid) 등은 체내에서 생합성 되지 않는 필수지방산이다.

리놀레산과 리놀렌산은 비타민 E의 협력으로 몸의 성장촉진 또는 혈관을 강하게 하거나, 나쁜 코레스테롤을 녹이는 작용이 있다. 그로 인하여 심장병과 동맥경화에 많은 효과가 있다고 한다.

그러나 신체에 없어서 안 되는 리놀레산과 리놀렌산의 불포화지방산은 체내에서 산화되어 과산화지방이라는 나쁜 지방을 만들고, 이 지방은 체내의 단백질과 결합하여 리포후스틴이라는 물질을 만든다.

리포후시틴은 피부에 나타내는 황갈색의 기미와 반점이 되고, 혈관에 형성되면 동맥경화를 일으키고, 혈액 중에 많아지면 혈전이 발생하기 쉽고, 그 결과 심근경색이 되는 경우가 많다.

뇌 속에 리포후스틴이 생기면 뇌경색이 생겨 초기에는 정신이

다소 흐려지는 초기 질환이 생기고, 점차 운동기능이 저하된다. 이러한 작용은 과산화지방산과 단백질에 의하여 생성되는 리포후스틴이 원인이 된다.

이러한 노화의 현상을 일으키는 원인이 되는 리포후스틴이 증가하는 현상을 방지하는 것이 비타민 E이다. 비타민 E는 강력한 항산화작용이 있어 체내에서 리놀레산과 리놀렌산 등과 같은 불포화 지방산의 산화를 방지하는 매우 중요한 역할을 한다.

이와 같이 중요한 역할을 하고 있는 비타민 E를 많이 갖고 있는 식품이, 청국장균을 콩에 배양하여 생성된 나또이다.

4 나또 중에 있는 레시틴에 의한 코레스테롤과 노폐물의 제거

레시틴은 기름의 분자를 적게 분열시켜 물과 잘 혼합할 수 있도록 하는 유화작용을 갖고 있고, 혈액 중에 비타민 A와 E와 같은 지용성물질을 유화시켜 흡수를 촉진시키고, 지방의 대사를 정상화 시킨다.

혈액 중에 있는 잘 녹지 않는 나쁜 콜레스테롤을 유화시켜 제거하는 작용을 한다. 그리고 혈당치를 저하시키는 작용이 있어 당뇨병의 예방, 신장기능의 유지, 간장기능의 정상화에 효과가 있다고 한다.

레시틴이 부족하면 생명체의 기본이 되는 세포에 영향을 미쳐 피부의 상태가 나빠지면서 모든 기능이 저하된다. 그로 인하여 육체적인 피로와 신경피로 등이 형성되어 피곤해 진다. 레시틴으로부터 신경전달물질인 아세틸콜린이 생성됨으로, 레시틴이 부족하여지면 기억력이 저하되고, 두통, 불면, 동맥경화, 노화, 악성콜레스테롤이 증가하는 등의 증상이 나타나게 된다.

신체를 구성하고 있는 세포의 핵을 둘러싸고 있는 핵막에는 레시틴 등을 함유한 인지질과 당지질, 좋은 콜레스테롤로 되어 있다. 신경섬유를 커버하는 것은 좋은 콜레스테롤로 되어있다. 콜레스테롤의 일부는 복잡한 반응으로 담즙산이 되어 소화 흡수를 도와주고 있다.

콜레스테롤에는 HDL콜레스테롤과 LDL콜레스테롤로 나누고 있다. HDL콜레스테롤은 혈액에 녹아 각 장기에 운반되어 정상적인 기능을 하게 함으로 좋은 콜레스테롤이라 부르고 있다. 이와 반대로 LDL콜레스테롤은 혈관의 안에 또는 세포에 침전되어 착생되기 쉬워 동맥경화와 고혈압 등의 성인병의 원인이 되는 나쁜 콜레스테롤이라고 한다. 건강을 유지하기위해서는 좋은 HDL콜레스테롤을 많게 하고, 나쁜 LDL콜레스테롤을 적게 하는 것이 중요하다.

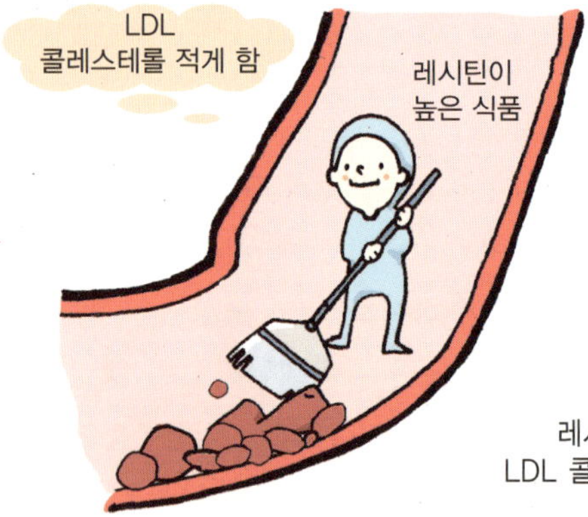

레시틴에 의한
LDL 콜레스테롤의
유화작용

레시틴은 유화작용으로 혈액 중에 있는 나쁜 콜레스테롤을 유화시켜 제거할 뿐만 아니라 세포 또는 혈관에 착생되어 있는 나쁜 콜레스테롤을 유화하여 혈액 속에 녹여 노폐물과 같이 배출하고, 한편 좋은 콜레스테롤을 증가시키는 작용을 한다.

5 고혈압의 예방

고혈압은 40세 이상에서 급격하게 증가하는 성인병이다. 그 원인은 염분의 과잉섭취로 인하여 혈액중의 중성지방의 비율이 높아져 혈관에 나쁜 콜레스테롤이 부착하여 혈관이 막혀가면서 혈액의 흐름이 나빠지면서 혈압이 상승한다. 이때 혈관의 안벽에 혈액중의 독소 또는 노폐물이 부착되어 발생되는 것이 고혈압증의 주된 원인이다.

고혈압을 예방하기위해서는, 염기가 많은 식품은 가능한 피하고, 단백질과 비타민, 미네랄 등의 균형이 좋은 식품을 취하는 것이 중요하다.

일본에 있는 대이코크대학 영양학과의 하야시 교수 등이 20여년 전에 실험한 결과에서는 유전적으로 고혈압쥐(SHR)에 나또를 매일 먹게 하고, 같은 양의 콩을 먹인 쥐와 혈압을 비교하였다. 그 결과 콩을 먹인 쥐들은 혈압이 점점 높아지고, 250 수은압 정도까지 달했으나, 나또를 먹인 쥐들의 혈압은 전연 변화하지 않았다고 한다.

그러므로 고혈압을 예방 하기위해서는 하루에 염분을 15 g 이상을 섭취하지 않도록 주의하고, 염분이 없고 영양의 발란스가 잘 잡힌 나또는 영양적으로 또는 이상적인 고혈압예방식품이라고 할 수 있다.

6 나또에는 소화효소와 혈전을 용해하는 나또키나제를 많이 함유하고 있다

나또에는 전분을 분해하는 아밀라아제, 단백질을 분해하는 프로테아제, 지방을 분해하는 리파제 등의 많은 종류의 소화효소를 갖고 있어, 소화제라 할 수 있다.

최근 일본 미야사키의과대학 의학박사 스미 교수 등의 연구진의 연구에서 인공적인 혈전한 천배지에 위에 나또를 놓고 체온과 같은 37°C에 방치한 결과, 나또의 주위에 있는 혈전이 용해되었다고 한다. 이 혈전을 용해하는 효과는 매우 강력하고 시판하고 있는 나또 1g(3~4입자)당 플라스민 40단위, 또는 혈전용해제인 우로키나제의 약 600단위에 상당하다고 보고되고 있다.

이와같이 혈전을 용해하는 효소를 나또키나제(nattokinase)라 부르고 있다. 그리고 특수한 ㅋ슐에 넣은 상태로 경구투여를 한 결과, 혈관 안에 있는 혈전이 녹는 것을 확인하였다고 한다. 그러므로 나또는 캡슐에 넣은 상태로 먹어도 혈액 중에 있는 혈전을 용해시키는 활성효과가 있다고 기대된다.

나또키나제는 혈액 중에 있는 플라스민과 같이 강력한 효소이고, 나또균이 콩에서 생육하면서 생합성되는 효소이고, 콩 그 자체 또는 두부와 된장 등의 콩가공식품에는 없다.

혈전이라는 것은 혈관 중에 덩어리인 혈전이 형성되어 혈액의 흐름을 방해하는 것으로 혈전의 형성이 진행되면 혈액이 흐르지 못하게 되어 세포가 죽게 된다. 이러한 현상이 심장에서 일어나면 심근경한이 되고, 뇌혈관에서 일어나면 뇌경색이 발생하여 급격한 고통을 느끼게 된다. 그리고 미세한 혈관 안에서 혈액의 흐름이 점점 나빠져 모르는 사이에 그의 흐름의 지역의 뇌세포가 약하게 되어 뇌혈관성의 꽈리의 형성 또는 기억장해가 된다.

이 혈전의 본체는 혈액 중에 과량의 함유되고 있는 피브리노겐이라는 단백질이 혈소판의 세포와 혈액 응고계라는 응고를 일으키는 복수의 효소의 작용에 의하여 굳어진 피브리이다.

혈전은 일방적으로 나쁜 것만이 아니며, 혈관에 상처가 생기

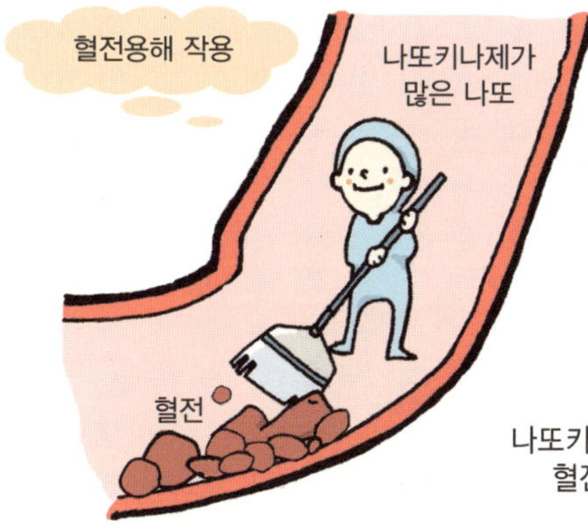

나또키나제에 의한
혈전 용해 작용

면 혈전이 생겨 출혈을 정지시키는 작용을 한다. 그 사이에 생명체는 상처를 입은 혈관을 복구시키고, 그 작용이 끝나면 혈전을 용해하게 된다. 이와 같이 이 선유소(혈전)를 용해하는 선용계의 효소들의 활성계와 응고계의 활성과의 사이에 평형이 형성되면 좋으나, 그 평형이 파괴되면 여러 문제가 발생한다. 우리들의 신체는 언제나 여분의 혈전이 생기는 것을 방지하는 작용을 하고 있으나, 혈전증의 환자는 혈전을 용해하는 활성이 낮다고 한다.

나또에 있는 나또키나제는 장기의 관을 통하여 체내로 흡수되어 직접 작용할 뿐만 아니라 혈관의 내피세포 또는 간장의 세포에 작용하여, 생체자체가 갖고 있는 선용효소의 합성의 작용에 작용한다고 추측하고 있다. 나또키나제는 혈전용해제로 사용하려면 작용기구를 보다 상세하게 해명할 필요가 있으나. 나또는 일본에서 천년이상 먹어 온 식품이므로 부작용과 습관성이 없고, 안심하고 먹을 수 있는 혈전예방제라 할 수 있다.

7 나또는 골다공증을 예방한다.

60세이상의 골다공증환자는 일반 사람에 비교하여 비타민 K_2함량이 2분의 1정도라는 것이 확인 되고, 비타민 K_2를 투여함으로서 골의 양이 증가한다는 연구결과가 보고되고 있다. 그리고 뼈의 형성에는 칼슘만을 먹으면 된다는 것이 아니고 비타민 D와 비타민 K_2가 같이 있어야 한다는 것을 최근에 알게 되었다.

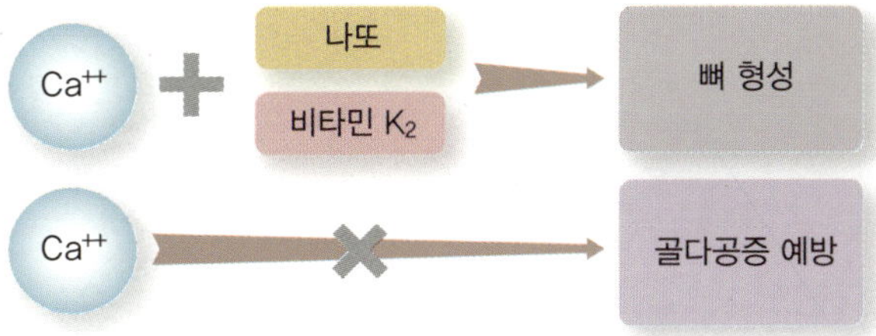

칼슘과 비타민 K2의 공동작용으로 뼈형성 촉진

청국장균의 발효에 의하여 나또에는 일반식품보다 비타민 K_2를 수백배 함유하고 있다.

최근의 연구에서 뼈를 형성하려면 비타민 K_2가 중요한 역할을 하고, 칼슘만을 흡수할 경우 뼈가 형성되지 않는다는 것을 알게 되었다. 비타민 K중에서도 비타민 K_2가 칼슘과 단백질을 결합하기 쉽게 하고 뼈를 형성 한다는 것을 알게 되었다.

골다공증을 예방하고 치료하려면 칼슘함양이 비교적 많은 우유를 많이 마시고 두부, 치즈, 멸치를 많이 먹으면서 칼슘을 보급하는 것만으로는 되지 않고, 이들 보급과 동시에 비타민 K_2의 함량이 많은 나또와 같은 것을 먹어야 효과가 있다고 한다.

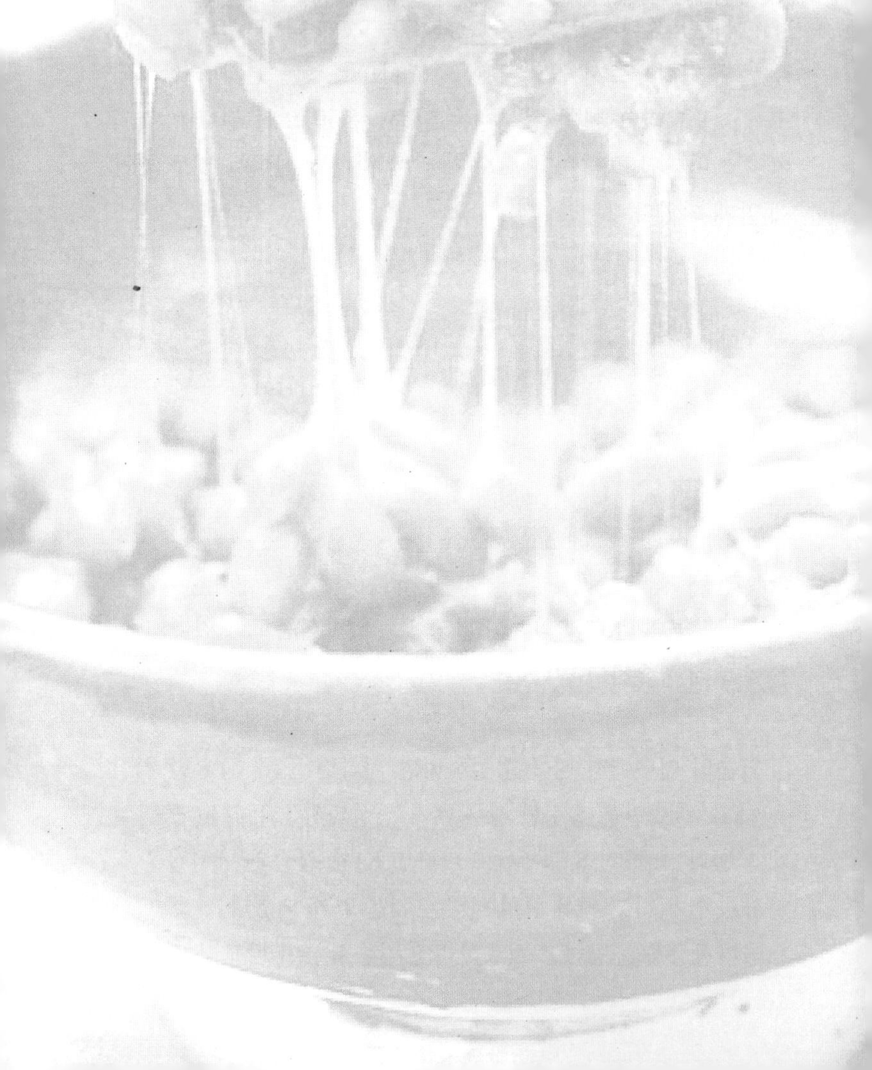

8 당뇨병의 예방과 당뇨치를 내려주는 비타민 B_2 함량이 많다.

8.1. 당뇨치를 내려주는 비타민 B_2가 풍부

나또에 있는 지방의 조성은 리놀산 58%, 오래인산 28% 등 불포화지방산을 많이 함유하고 있다. 비타민으로는 원료인 콩 중에 있는 비타민 B_2함량은 100g당 145μg이나, 나또로 만들면 2배 이상이 되는 267μg이 되고, 그의 활성형으로 된 것이 63.4%로부터 83%로 증가한다.

당뇨병의 예방과 당뇨치를 내려주는 비타민 B_2가 풍부하고 국민병이라고 하는 당뇨병이지만 최근의 치료는 균형잡힌 식사를 규칙적으로, 자기 식사량의 8부정도로 섭취하는 방법이다. 여기서 주목 받는 것이 나또이다. 나또에 많이 함유된 비타민 B_2에는 당뇨치를 내려가게 하는 작용이 있다. 즉 콩과 비교해서 나또는 약 2배의 비타민 B_2를 함유하고 있으며, 이것은 나또균에 의해 발효하는 과정에서 증가된다.

그리고 당뇨병 치료에 중요한 것이 식이섬유인데, 나또에는 놀랍게도 100g중 6~9g이나 함유되어 있어 우엉과 같이 많은 양이다. 이런 식이섬유가 풍부한 식품을 섭취하면, 포도당의 흡수가 서서히 일어날 수 있도록 도와준다. 그렇게 되면 포도당이 혈관내로 흡수되는 속도가 적당하게 조절되어 인슐린분비도 정상적인 속도로 대응할 수 있어 혈당치의 급격한 상승을 억제하게 된다.

8.2. 당뇨병의 예방효과

한국식품연구원 권대영 박사 연구진은 청국장의 당뇨방지 효과가 있음을 이미 보고하였으나 최근 연구에서는 청국장의 이러한 당뇨방지효과가 인슐린의 분비를 촉진하는지 또는 인슐린을 합성하는 췌장의 β-세포의 성장을 도와주는 효과에 기인하는 것인지의 여부를 췌장세포의 90%를 절단한 쥐를 이용하여 조사하였다.

그 결과 8주동안 청국장을 투여한 쥐는 익힌 콩을 대조구로 한 실험에 비하여 글루코오스(glucose)의 자극에 의한 인슐린 분비가 촉진되었으며 청국장은 인슐린에 의한 신호를 강화시켜주며 또한 췌장의 β-세포의 분열을 촉진시키고 세포의 사멸을 방지하여 췌장의 크기의 증가를 가져왔다.

결론적으로 주로 청국장균(*Bacillus subtilis*)에 의한 콩 발효액에는 이소플라보노이드와 작은 펩타이드물질들이 생산되어 제2형 당뇨병에 걸린 쥐(type 2 diabetic rat)에 있어서 인슐린의 분비를 촉진하는 효과를 나타내어 당뇨병 예방효과를 가진다.

9 나또는 장 속을 깨끗하게 청소

원래부터 콩에는 탄수화물 27% 정도를 함유하고 있으나, 그의 3분지 2는 식물섬유이다. 이들의 식물섬유는 발효에 의하여 분해되지 않아 대부분 남아 있다. 그대로 먹으면 변비를 방지하고, 대장암 또는 직장암이 생기기 어렵게 되고, 그 외에 트리글리세라이드의 증가를 방지하는 효과가 있다. 그리고 섬유가 많은 식품은 저지방식이 되고, 혈청 콜레스테롤을 낮게 하는데 효과적이다.

장속에는 젖산균과 같이 좋은 세균과 식중독 또는 발암물질, 암모니아 등 다양한 유해물질을 만드는 나쁜 세균이 있다. 나쁜 세균이 증식하면 좋은 세균을 파괴하여 변비가 되고, 비타민이 부족하게 된다. 면역기능이 약해지고, 병에 걸리기 쉽다. 그러기 때문에 나쁜 세균은 활동하지 못하게 하고 좋은 세균을 많게 할 필요가 있다.

청국장균은 항생물질 바시트라신을 생산하고, 유해한 세균의 활성을 억제하고, 좋은 세균의 작용을 활성화시키는 작용을 한다고 한다. 그리고 입으로 들어간 나또균은 장에 수 주간 정착하면서 각종 효소와 비타민을 만들기도 하고, 소장 점막의 세포의 증식 등에 정상적으로 유지케 하는 작용을 한다고 추측하고 있다. 이것이 장속에서 청소하는 작용이다.

좋은 세균을 많게 하기위하여, 야채가 많은 식사 또는 젖산발효유와 나또를 같이 먹으면, 대장의 활동이 정상적으로 활발하게 되고, 나쁜 세균을 감소시켜 좋은 세균의 증가에 크게 도움이 된다고 한다.

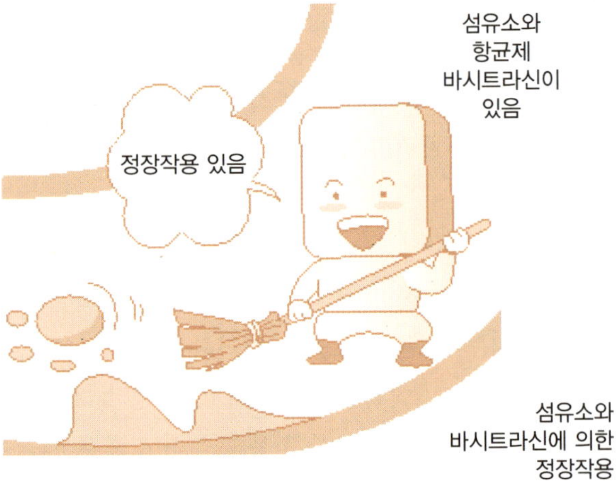
섬유소와
항균제
바시트라신이
있음
정장작용 있음
섬유소와
바시트라신에 의한
정장작용

10 나또의 점도가 높은 점질성물질은 노폐물을 배설한다.

나또는 실 모양으로 뻗는, 점도가 높은 점질성물질을 갖고 있는 것이 특징이라 할 수 있다. 이 점질성물질은 청국장균이 생육하면서 만들고, 그 점질성물질 중에는 후락토스가 중합한 후락탄과, 아미노산을 재료로 하여 생합성된 고분자 간마 폴리글루탐산이 주성분으로 되어 있다.

이 성분은 조미료인 글루탐산은 L체이지만 이 점질물질은 입체구조를 한 D체임으로 일반 효소로는 분해되지 않는다. 그러므로 청국장균의 입장에서 보면 그의 균체 밖을 둘러싸면, 다른 미생물로부터 자기를 보호하게 된다.

나또의 점질성물질은 위벽을 보호하고, 장관 속에서 식품 또는 노폐물의 통과를 좋게 한다. 그 외에 인체에 해로운 물질의 배설을 촉진하기도 한다. 일반적으로 말하고 있는 그 외의 강장제라는 설은 심리적인 효과라 할 수 있고 아직 과학적으로 증명되지 않고 있다.

11 변비예방효과 정장작용

나또 1g중에 10억 이상의 청국장균을 갖고 있다. 나또 100g을 섭취하면 1000억개의 청국장균이 장에 들이가고, 장속에서 이상발효와 설사 등의 원인을 일으키는 부패균의 번식을 억제하는 작용을 한다고 한다. 유산균의 번식을 도와주고 장내세균의 균형을 잡아주어 설사 또는 장염을 예방하고 변비를 방지한다.

현대인 가운데는 불규칙적인 생활습관과 만성적인 스트레스 또는 운동부족으로 인하여 변비와 설사 등의 장에 관해 걱정하는 사람이 많다. 그러므로 변을 잘 보도록 하고 장안의 환경을 잘 유지하도록 하는 것이 건강을 유지하는데 필요한 조건이라 할 수 있다. 장내 환경을 좋게 하는 작용 즉 정장작용을 하는 식품은 여러 종류가 있으며, 살아있는 미생물을 함유하고 있는 식품인 나또도 정장작용을 하고 있다.

미쓰이 등은 나또를 섭취함으로서 배변상태와 분변 속에 있는 미생물에 미치는 영향과, 과량의 나또를 섭취할 경우의 안정성을 검토하기위하여 변비를 갖고 있는 환자에게 나또 또는 증자한 콩을 투여하여 배변상태와 배변 속에 있는 미생물의 상태를 연구하였다.

피검자를 성별, 연령, 체중, BMI, 수축기혈압, 확장기혈압,

맥박수 및 배변회수에 차가 없도록 두 군으로 나누고, 피검군에는 나또를 하루 50g을, 대조군에는 증자한 콩 50g을 각각 하루에 한번씩 2주간을 연속 섭취시켜, 변비상태과 배변 안에 있는 미생물을 조사하였다. 안정성실험에서는 나또를 하루에 150g의 과량을 2주간을 연속적으로 섭취하게 하였다.

나또를 섭취한 환자는 증자한 콩을 섭취한 환자에 비교하여 배변회수와 배변일수, 배변량, 배변중에 있는 비피도박테륨(Bifidobacterium)의 점유율이 증가하는 것을 확인하고, 나또를 과량 섭취한 경우의 안정성 시험에서도 혈액과 요중에 있는 검사치에 이상변동과 유해한 증상을 확인할 수 없다는 결과를 확인하여 청국장균을 함유한 나또는 정장작용이 있다는 것을 확인하였다. 그리고 나또를 과량 섭취하여도 안정성이 높은 식품이라는 것을 확실하게 증명하였다.

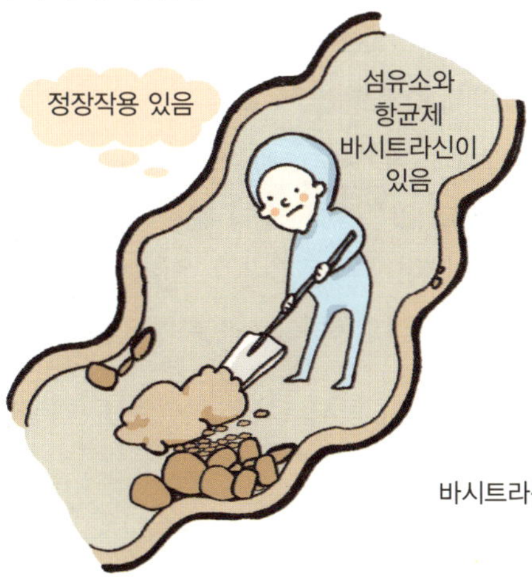
정장작용 있음
섬유소와
항균제
바시트라신이
있음

섬유소와
바시트라신에 의한
정장작용

12 레시틴으로 뇌의 활동을 활발하게 수험생이나 치매예방에 추천

세계에서 가장 IQ가 높은 소년이 좋아하는 음식이 〈나또〉라고하여, 나또는 〈건뇌식〉으로서 해외에서도 널리 알려지게 되었다. 특히 나또에 함유된 레시틴이 뇌의 활동을 활발하게 하고, 기억력을 높이는데 도움이 된다. 미국의 어느 연구에 의하면 레시틴을 풍부하게 함유한 식품을 먹은 사람들은 그렇지 않은 사람들에 비해서 25%나 기억력이 상승했다고 한다. 이 레시틴은 비타민 E등의 지용성 비타민과 함께 섭취하면, 상승효과를 가져온다고 하여, 나또에는 물론 비타민 E도 풍부하다.

고령화 사회를 맞이하여 노년기의 대표적인 정신장해인 노인성치매는 주목을 받고 있다. 치매는 뇌속의 혈관 흐름이 나빠져 영양분이 뇌세포에 충분히 가지 않게 되면서 일어나는 것으로 치매 예방으로는 혈전을 용해하여 혈액의 흐름을 활발하게 하는 것이다. 나또에 있는 레시틴이 분해되면 콜린이라는 물질이 생성되고, 이 콜린이라는 물질은 치매환자에 부족한 아세틸콜린이라는 신경전달물질의 양을 늘리는 데 중요한 역할을 한다.

13 간기능 개선과 숙취 해소

적당한 취기가 스트레스를 해소해준다는 것은 이미 알려졌지만, 일본인은 알코올을 분해할 때에 작용하는 효소가 유전적으로 적기 때문에 그다지 알코올에 강한 인종은 아니다.

이러한 일본인들에서 나또가 큰 이점을 가지고 있다는 것을 알게 되었다. 옛날부터 나또를 먹으면 뒷끝이 없다는 것으로 알려져 왔다. 나또에 있는 비타민B_2가 알코올 분해를 촉진시켜 간의 기능을 좋게 하므로 숙취 해소에 도움을 준다.

아울러 나또에 풍부한 아미노산도 숙취 해소에 크게 도움을 준다. 또한 나또의 끈적끈적함은 무틴이라는 단백질의 일종으로 강장제의 성분으로 된다. 피곤할 때에는 마, 오크라(아욱과의 일년초), 모로세이야(아프리카원산의 야채)등 끈적끈적한 식품과 나또를 조합해서 술안주를 만들어 먹는 것이 좋다.

14 암을 예방한다.

던 박사의 연구에 의하면, 일본인 남성의 전립선 암 발생률은 미국인의 1/4 수준이다. 그러나, 미국으로 이주한 일본 남성의 전립선 암 발생률은 급격히 증가한다. 일본에 사는 일본 남성의 전립선 암 발생률이 낮은 것은 동물성 식품대신 콩과 관련된 식품을 많이 소비하기 때문이다. 콩에는 항암효과를 가지는 파토에스트로겐(pytoestrogen)과 인프라빈(infrabin)으로 알려진 프라보노이드 일종의 성분이 들어 있다.

이박사는 콩에 다량 함유된 제네스테인(genistein)이라고 부르는 이소플라본이 마우스에서 암세포 재생산을 억제한다는 것을 보고하였다. 또한 미국인에 비하여 20~30배 많은 콩을 섭취하는 아시아인이 각종 암발생률이 낮은 것은 콩의 섭취와 연관성이 있다고 말한다. 콩에 함유된 제네스테인(ge-nistein), 다이드제인(daidzein)은 신장과 유방암에도 효과가 있는 것으로 나타났다. 콩에 함유된 셀레늄(selenium) 역시 또한 암을 예방하는 기능을 가지며, 식이섬유는 장을 깨끗이하며 대장암을 예방하는데 효과적이라고 한다. 또한 콩뿐만 아니라 청국장균 자체가 암세포의 성장을 현저히 저하시키는 연구결과를 얻어 청국장균 자체도 항암효과를 나타낸다고 보고되어 있다.

15 항균성을 가진다.

청국장균은 햄버거병(Hamburger disease)를 유발하는 장티푸스, 이질, O-157과 같은 병원균에 항균 효과가 있다. 일본 연구에 따르면 청국장균이 생산하는 디피코렌산(dipicol-in-ic acid)가 항균성을 나타내는 것으로 보고되고 있다. 이러한 점을 이용하여 바시트란(bacitran), 폴리뮈신(polymyxin), 우레딘(urethin)등과 같은 많은 항생제가 생산되었다. 1996년 식생활 습관 조사를 한 결과 하루에 적어도 한번 나또를 섭취하는 학생보다 나또를 일주일에 한번 정도 섭취하는 학생이 세배 더 O-157에 감염되기 쉽다는 것을 알 수 있었다.

항생물질을 다량 사용함에 따라 인간이 본래 가지고 있는 저항력이 저하되고 있다. 청국장균은 살아있는 채로 배설될 정도의 생명력으로 옛날부터 감기나 설사용 약으로서 민간요법에도 이용되어왔다. 실제 0-157에 대해서는 이 균을 죽이는 것이 아니라 그 발육을 억제하여 체외로 배설시키는 작용을 지니고 있다. 나또의 이러한 항균작용은 항생물질과 같은 즉효성은 없지만, 장내에서 그 효과를 장시간 발휘하고 좋은 유용한 균을 활성화시켜서, 폭넓게 여러 가지 균에 효과를 미친다.

16 노화를 억제하고 비만을 예방한다.

레시틴(Lecithin)은 계면활성제와 같이 작용하며, 고급의 화장품 생산에 이용된다. 피부세포와 피부 표면에서 지방과 수분 함량이 균형을 이루고 있다. 일본인의 피부는 유럽인과 미국인에 비하여 부드러운데 이것은 콩의 소비와 레시틴이 높은 다른 식품을 섭취하기 때문이다. 레시틴은 강하게 혈액과 혈관벽에 잉여의 콜레스테롤을 유화시키고 우리 몸으로부터 그것을 배출하는데 도움을 준다.

콩은 18%의 지방을 함유하고 있다. 그러나 지방의 85%는 리놀레산, 리놀렌산과 같은 필수 불포화 지방산이다. 리놀레산, 리놀렌산 모두 레시틴과 유사한 기능을 가진다. 그러므로 콩은 혈관 노화를 예방하고 강력하게 한다. 이것은 동맥경화를 유발하는 고혈압을 예방하고 체지방을 감소하여 비만을 예방한다.

콩에 함유된 인프라빈(Inflavin), 프라노보이드(flanovoid)는 여성의 호르몬과 유사하다. 그러므로 미국에서도 부작용의 우려가 있는 호르몬제 대신 하루에 두부를 한팩씩 섭취할 것을 권장하고 있다. 나또는 비타민 E와 다른 형태의 비타민을 포함하고 있다. 비타민 E는 항산화제이고 말초혈관에서 혈액을 흐름을 원활하게 해 준다. 그러므로 피부의 손상을 예방하고 젊음을 유지한다.

17 면역계로의 작용

예방하려는 병에 원인이 되는 균과 백신(vaccine)으로 주사한 균과의 사이에 관계가 없는 경우를 비특이면역이라고 하고, 동물실험에서 청국장균을 접종한 쥐가 이 자극으로 저항력을 높여, 다음에 접종한 포도구균이 없어졌다는 보고가 있다.

18 나또와 청국장의 효능이 다른 점

일반적으로 소화효소와 나또키나제 같은 효소와 이중 결합이 많은 비타민 E와 K_2같은 것은 수용상태로 오래 두거나, 또는 가열하면 변성되어 그들이 갖고 있는 생리활성이 없어진다.

특히 혈전을 용해시키는 나또키나아제를 0°C, 40°C, 50°C, 60°C, 70°C, 80°C, 90°C에서 각각 10분간 처리한 다음 혈전의 용해 상태를 관찰한 결과를 그림에 나타낸 것과 같다. 나또키나아제는 70°C 이상에서 가열처리 한 것은 활성을 나타내지 않았다.

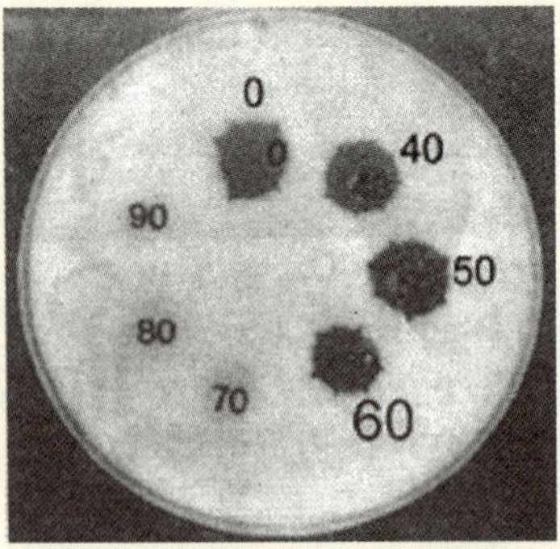

나또키나아제의 활성에 미치는 가열온도의 영향

- 가열온도 : 0°C, 40°C, 50°C, 60°C, 70°C, 80°C, 90°C
- 가열시간 : 10분간
- 활성 측정조건 : 37°C에서 18시간

(Ralph E. Hols worth)

그 외에 나또키나아제는 실온에 습한 상태로 오래 둘 경우 변성이 생겨 활성이 감소함으로 나또와 같이 저온에 저장할 필요가 있다. 그러므로 나또와 같이 나또균을 콩에 배양한 나또를 저온에 저장하고 가급적이면 빨리 먹는 것이 효과가 좋다. 나또를 소금과 혼합하여 발효시켜 만든 청국장으로 된장을 만들 때 끓이면 효소와 이중결합이 있는 비타민 등이 파괴되어 그의 활성이 없어진다.

그리고 나또를 정 또는 환을 만들어 건조해 먹을 때, 가열 진공건조하는 것보다 냉동 진공건조하는 것이 효소와 생리 활성물질의 활성을 유지하는데 더 효과적이다.

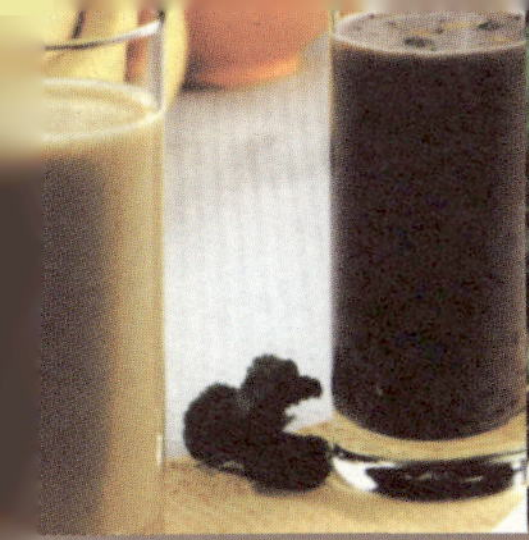
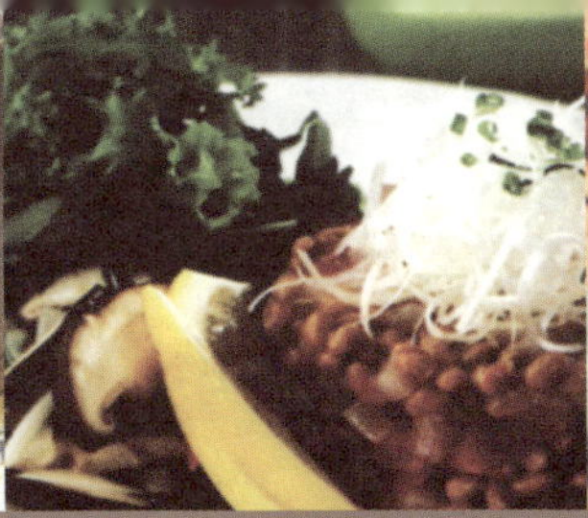
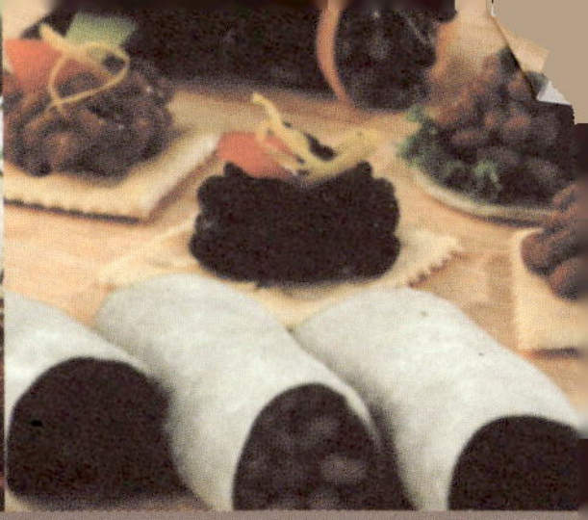

02

건강발효식품
나또에 함유된 성분과 작용

나또에 함유된 고혈압 동맥경화, 혈전 예방, 억제에 유효한 성분 · 나또에 함유된 뼈를 강하게 하는 성분 · 나또에 함유된 항균, 살균성분 · 나또에 함유된 당뇨병에 효과가 있는 성분 · 나또에 함유된 미용, 피부에 효과가 있는 성분 · 나또에 함유된 피로회복에 효과가 있는 성분 · 나또에 함유된 부정수소의 경감에 효과가 있는 성분 · 나또에 함유된 중성지방억제에 효과가 있는 성분

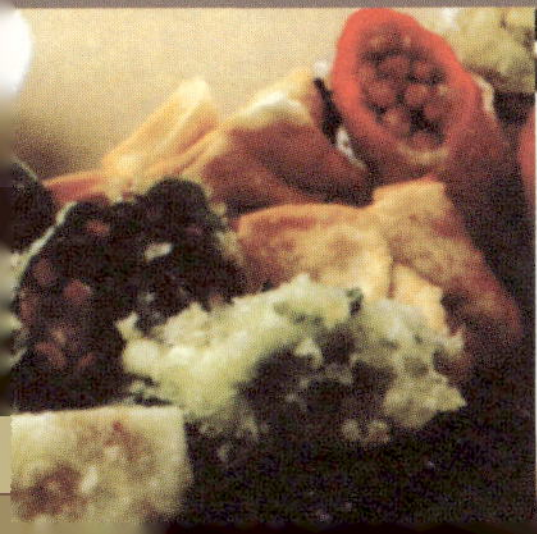
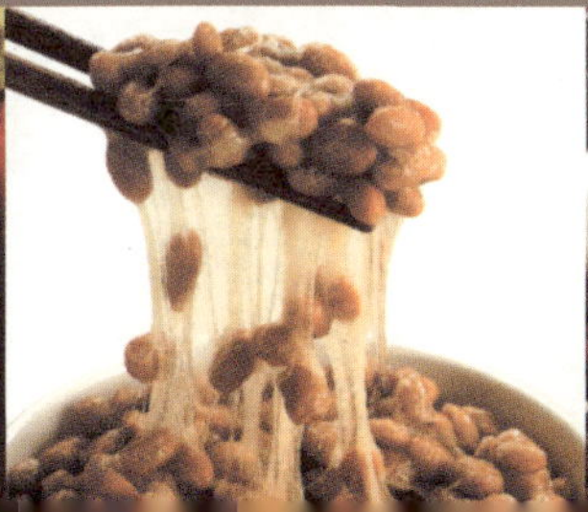
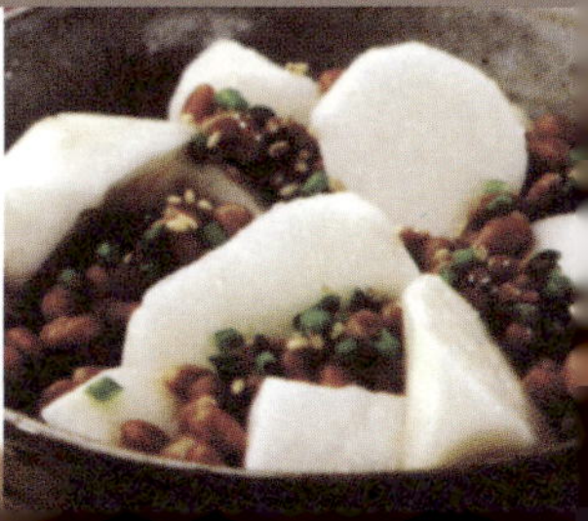

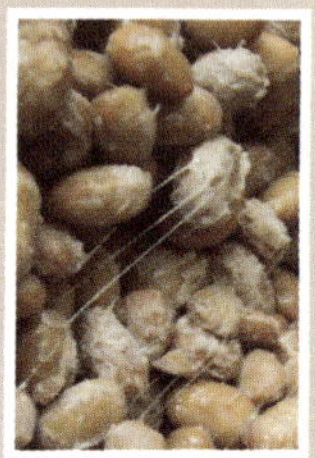

1 나또에 함유된 고혈압 동맥경화, 혈전 예방, 억제에 유효한 성분

성 분	내 용
나또키나제	혈관내에 생긴 피덩어리인 혈전의 단백질을 분해하는 효소로, 혈전을 강력하게 용해하여, 뇌경색이나 심근경색을 예방한다. 혈액 중에 생긴 혈전을 녹일 수 있는 식품은 나또 뿐이다.
칼 륨	나트륨(염분)의 과잉섭취는 고혈압을 초래한다. 칼륨에는 나트륨의 배설을 촉진하고 혈압을 내리는 작용있다.
이소플라본	혈소판 응집을 억제하는 강한 힘이 있다. 나또키나제와의 상승작용으로 혈전을 충분히 용해할 수 있다.
사포닌	혈전을 만드는 기본이 되는 과산화지질의 생성을 억제한다. 과산화지질은 혈관벽에 부착하여 동맥경화를 진행시켜 나가는데, 사포닌의 섭취로 예방할 수 있다. 또 동맥경화를 촉진하는 콜레스테롤, 중성지방을 저하시키는 것도 확인되고 있다.
레시틴	세포막, 뇌, 신경조직의 구성성분으로 혈관의 세포막을 튼튼하게 한다. 혈액중의 콜레스테롤을 간장으로 옮겨서, 콜레스테롤이 혈관에 침착 되는 것을 막아 동맥경화를 예방하는 작용도 있다.

2 나또에 함유된 뼈를 강하게 하는 성분

성 분	내 용
이소플라본	골밀도의 저하는 체내의 여성호르몬, 에스트로겐(난포호르몬)의 감소와 관계된다. 콩에 함유된 이소플라본은 식물유래의 에스트로겐으로 불리며, 작용이 비슷하기 때문에, 이소플라본을 섭취하는 것으로 뼈가 튼튼해진다. 이소플라본은 체내에서 에스트로겐이 부족할 때에 여성호르몬과 같은 작용을 강하게 발휘하므로, 갱년기 이후의 여성에게는 안성맞춤이다. 청국장균으로 발효시키면 흡수율이 더욱 높아진다.
비타민K_2	칼슘을 정장시켜 용출을 억제하는데 꼭 필요한 존재이다.
비타민D	칼슘이 뼈로 침착 되도록 도와주는 작용이 있다.
칼 슘	뼈는 항상 파괴되고 새롭게 만들어진다. 뼈를 파괴하는 파골세포의 작용은 성인 이후에는 일정하지만, 뼈를 만드는 골아세포의 작용은 저하되어간다. 뼈의 주성분 칼슘도 줄어들기 때문에, 골다공증의 위험이 높아진다. 칼슘의 흡수율은 양질의 단백질과 함께 섭취함으로써 상승한다. 나또의 단백질은 매우 양질이므로 칼슘의 흡수율이 좋아진다.

3 나또에 함유된 항균, 살균 성분

성 분	내 용
리조자임 (lysozyme)	병원균을 용해하는 효소로, 침, 콧물, 눈물, 소변, 모유 등에 함유된 자기방위성분이다. 난백 등에도 함유되어있는 것을 알았지만 나또에도 함유되어 있다는 것을 수미히로유키교수에 의해 발견되었다.
청국장균	병원균에 대한 항균작용이 있으며, 티푸스균, 적리균, 살모넬라균 등도 억제하는 효과가 있다고 한다.
디피콜린산 (dipicolinic acid)	1936년에 발견된 나또가 가지고 있는 항균물질로 병원균의 증식을 억제한다. 청국장균의 포자의 활성을 확보하기 위해서 작용한다. O-157에 대한 항균효과가 인정되고 있다.
아연/ 마그네슘	세균, 바이러스와 싸우는 힘을 높여준다. 몸이 세균이나 바이러스와 싸우고 있을 때는 많은 미네랄이 소비된다. 그 중에서도 나또에 많은 아연은 약 200종류, 마그네슘은 약 300종류의 효소를 서포트 하는 작용이 있어, 강한 살균, 살균작용을 발휘시킨다.
레시틴	세균이 만들어낸 유해물을 무독화시키는 작용이 있다.

4 나또에 함유된 당뇨병에 효과가 있는 성분

성 분	내 용
단백질	근육강화에 필요한 성분이다. 기초대사량(생명유지에 필요한 에너지량)의 1/3을 근육이 소비한다. 근육이 증가하면 에너지 소비도 증가되는데 나또의 아미노산은 흡수되기 쉬어 근육을 증가시킨다.
비타민 B_1, B_2	당질의 연소에 필요한 비타민이다. 부족하면 당질을 효과적으로 에너지화할 수 없게 되고 남은 당질은 간장에서 중성지방에 함유되어, 지방세포에 쌓여서, 체지방으로 된다. 비타민B_1은 열에 약하여, 가열에 의해 손실되지만, 그대로 먹을 수 있는 나또는 완전히 흡수할 수 있다. 또 비타민B_2에는 당뇨 수치를 내리는 작용이 있으며 그 함유량은 콩의 5배이다. 그러나, 비타민B는 하루동안에 손실되기 때문에 매일 섭취할 필요가 있다.
아 연	당질은 근육세포에 쌓여서 인슐린의 작용으로 에너지화되지만, 인슐린이 작용할 때에는 아연이 필요하다. 아연이 부족하면 당질이 에너지화되기 어렵고, 남은 당질은 체지방에 쌓여간다.
식이섬유	위에서 수분을 흡수하여 부풀어, 장벽을 자극해서 변통을 촉진한다. 식이섬유에는 불용성과 수용성 식이섬유가 있는데, 전자는 변을 딱딱하게 하고, 후자는 변을 부드럽게 하는 작용이 있다. 나또에는 양쪽이 균형 있게 함유되어 있다.
청국장균	장내부패를 억제하고, 악성균의 증식을 막아서 장내환경을 지키고, 장 상태를 정돈하여 변비를 개선한다

5 나또에 함유된 미용, 피부에 효과가 있는 성분

성 분	내 용
단백질	피부의 젊음을 유지시키는 피부세포의 주원료가 된다.
비타민B_2	지질의 에너지대사와 피부세포의 재생을 촉진한다.
칼륨	피부세포를 활성화하고, 피부의 재생을 촉진한다.
비타민E	혈류촉진 이외에 활성산소를 소거해서 피부의 노화를 방지한다.
아연/마그네슘	피부세포의 신진대사촉진의 작용이 있다.
레시틴	혈류촉진, 피부세포의 재생과 활성화를 촉진시킨다.
무틴	끈적끈적한 성분이야말로 레시틴으로 피부를 재생한다.
사포닌	혈중지방을 저하시켜, 피부를 만든다.
이소플라본	젊음을 유지시키는 여성호르몬과 같은 작용이 있다.
식물섬유	세상이 다 아는 정장작용, 변비예방

6 나또에 함유된 피로회복에 효과가 있는 성분

성 분	내 용
단백질	성장기에는 성장호르몬, 성인 이후에는 피로회복 호르몬으로 작용한다
비타민B_1	당질을 연소해서 에너지로 바꿔준다.
레시틴	콜레스테롤의 혈관벽 침착을 억제한다.
비타민E	과산화지질을 분해해서 혈류촉진하고, 혈행불량에 의한 피로나 어깨결림을 개선한다.
아연	당질을 연소하여 에너지로. 인슐린의 정상화
비타민B_2	당질을 연소시켜서 에너지화를 촉진시킨다.
칼륨	세포의 신진대사를 도와주고, 피로물질의 축적을 방지한다.

7 나또에 함유된 부정수소의 경감에 효과가 있는 성분

성 분	내 용
이소플라본	콩의 색소인 플라보노이 등의 일종이다. 식물유래의 에스트로겐으로 불리며, 여성호르몬과 같은 작용이 있어, 체내에서 여성호르몬이 부족할 때에는 특히 강한 작용을 발휘하게 된다. 콩을 분말로 한 콩가루를 먹는 여성도 많다. 콩 이소플라본의 표면에는 당이 붙어있어서, 소화흡수에 시간이 걸린다. 나또균에는 당을 제거하는 작용이 있기 때문에 나또를 먹으면 콩 이소플라본이 바로 흡수되어, 즉효성이 있다.
비타민E	화학명을 토코페롤이라고 하며, 생명의 원천을 의미한다. 비타민E는 남성호르몬, 여성호르몬의 분비를 촉진하는 작용이 있다. 또 과산화지질을 분해하여 혈행이 잘 되게 하는 작용이 있어, 갱년기 장해의 두통, 어깨결림, 냉증등을 개선한다.
칼슘	호르몬의 분비에 관여한 미네랄로, 부족하면 호르몬분비가 저하되기 쉽다. 갱년기에 칼슘을 섭취하면 급격한 여성 호르몬의 감소를 막을 수 있다. 또 신경전말물질의 흐름을 보조하는 작용도 있어, 갱년기의 초조함을 개선하는데 유효하다.
단백질	에스트로겐등의 성호르몬은 간장에서 합성되는 콜레스테롤을 원료로 하고 있다. 갱년기의 성호르몬을 늘리기 위해서는 간기능을 높이는데 필요한 단백질을 보급하는 것이 필요하다.
마그네슘	신경의 흥분을 가라앉히는 작용이 있다. 스트레스가 쌓이면 마그네슘의 소비량이 높아진다. 고기, 가공식품, 청량음료수에 많은 인은 마그네슘의 흡수를 방해하기 때문에, 이러한 식품을 먹을 때에는 마그네슘의 보급이 필요하다.
사포닌	간기능을 높여준다. 간기능의 향상은 성호르몬의 재료인 콜레스테롤을 증가시켜주고, 에스트로겐의 분비를 높여준다.

8 나또에 함유된 중성지방억제에 효과가 있는 성분

성 분	내 용
리놀산	해로운 콜레스테롤이 혈액중에 증가하면, 동맥경화의 요인이 된다. 이에 대해 유익한 콜레스테롤은 나쁜 콜레스테롤을 강장으로 옮겨 제거하는 작용이 있다. 나또에 함유된 리놀산은 해로운 콜레스테롤을 감소시키고, 유익한 콜레스테롤을 증가시킨다.
레시틴	혈관의 벽에 붙어있는 콜레스테롤을 제거하고, 동맥경화를 억제한다. 또 레시틴은 간장막의 재료이기도 하며, 과잉한 콜레스테롤의 합성을 막아, 강장을 강화한다. 유익한 콜레스테롤을 증가시키는 작용이 있는 레시틴은 콩에 많이 함유되어있다.
아연	상처입은 세포가 다시 생성될 때에 다량으로 필요한 것이 아연. 동맥경화를 억제하여 준다.
비타민E	리놀산이나 레시틴등의 산화를 억제하는 항산화작용과 산화된 콜레스테롤을 원래 상태로 되돌아 가게하는 중화작용이 있다.
사포닌	콜레스테롤이 혈관벽에 침착하는 것을 막아준다.
이소플라본	해로운 콜레스테롤을 저하시킨다.
식물섬유	콜레스테롤을 체외로 배설시킨다.

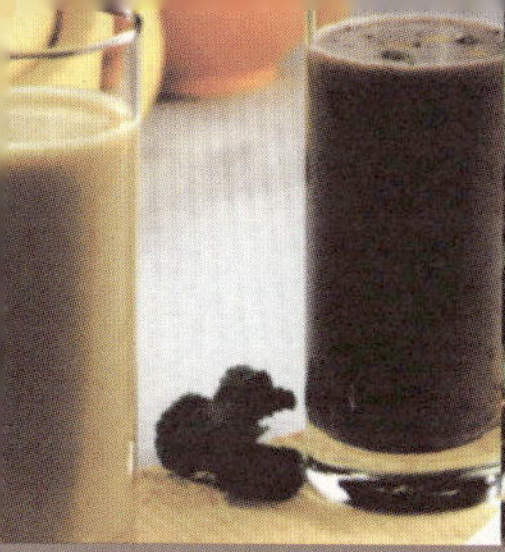
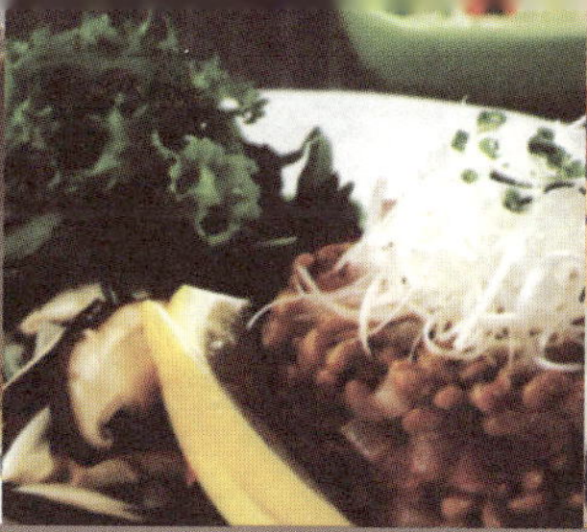
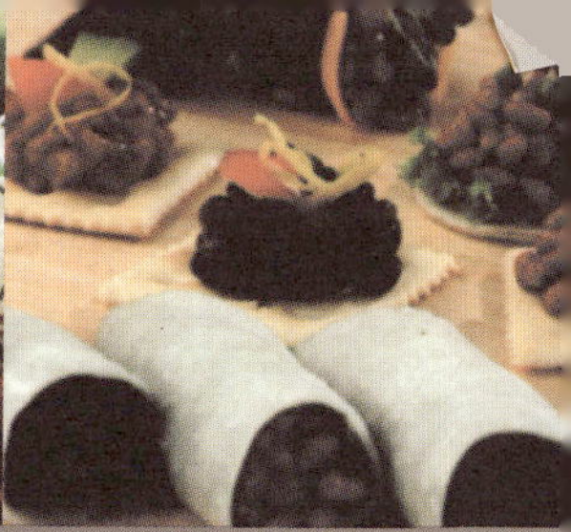

03

건강발효식품

청국장균의 특성

청국장균의 성질 • 청국장균의 생활사 • 청국장균을 액체배양하였을 경우의 생육곡선
• 청국장균을 증자한 콩에 배양하였을 경우의 생육곡선

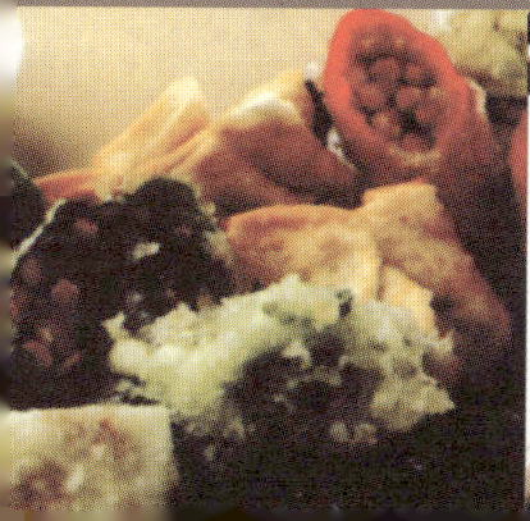
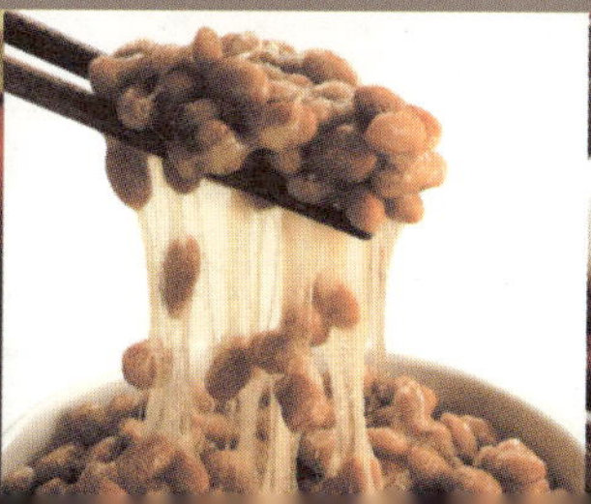
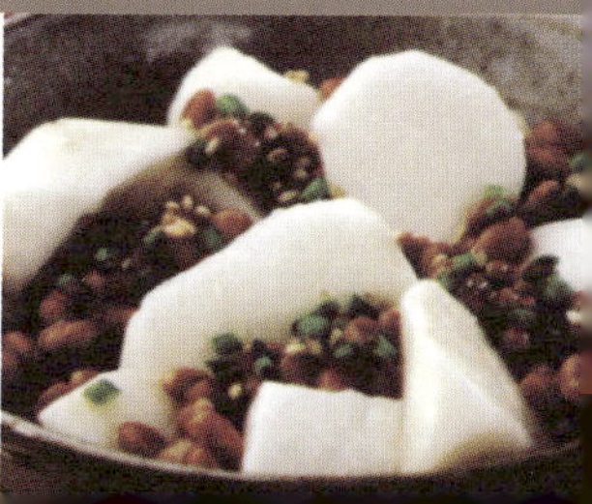

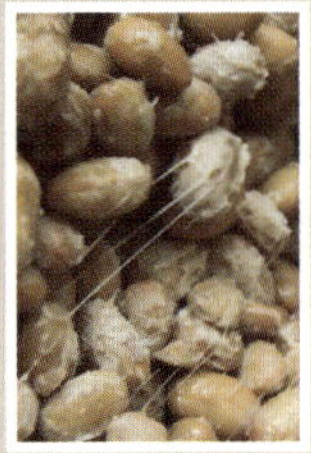

1 청국장균의 성질

우리들의 조상은 자연계에 있는 균을 사용하여 청국장을 만들어 왔다, 응용미생물학의 발달로 청국장균을 순수 분리하여 나또(생청국장)와 청국장을 공업적으로 제조하고 있다.

나또에서 분리한 균을 *Bacillus* var. *natto*로 명명하였으나 현재는 *Bacillus subtilis*에 속하고 있다. 이균의 형태와 성질은 표 3-1과 표 3-2에 나타낸 것과 같이, 영양세포는 2−3×1μ의 크

표 3-1 나또생산에 필요한 청국장균의 성질

포자의 발아	
발아의 최적온도	40°C 전후
40~4°C5	2사간 이내에 대부분이 발아한다.
50°C	발아가 늦어진다.
55°C 이상, 10°C 이하	24시간 이내에 발아하지 않는다
100°C 30분간	발아능력 상실
영양세포의 생육온도	
생육의 최적온도	39~42°C
55°C 이상,10°C 이하 생육하지 않는다.	
100°C 5분간	사멸
20°C	생육속도는 40°C의 1/10이하가 된다
생육의 pH	
생육 최적 pH	6.8~7.6
생육 최고 pH	9.5
생육 최저 pH	5.5

표 3-2 청국장균 *Bacillus subtillis*(*Bacillus natto*)의 형태학적 생리학적 특성

배양과 형태학적 특징		생리학 특성
영양세포		Gram양성
형태	간균상	호기성미생물
크기(μ)	2∼3×1	메칠렌부루의 환원
포자		초산염의 환원
형태	타원형, 세포의 중앙에 형성	인돌과 황호수소 생성하지 않는다.
크기(μ)	1.2∼1.5×1.0	겔라틴 액화
콜로니의 색	담갈색	비오틴요구성
생육의 최적온도	40∼45°C	
우유의 배양	응고후 용해	

기의 간상형태이고, 내성포자는 1.2∼1.5×1μ의 크기로 타원형으로 세포의 중앙에 형성하고 있다.

생육의 최적온도는 40∼45°C이고. 우유에 배양하면 우유를 응고시킨 다음 용해시킨다. 그람양성균으로 호기성 미생물이고, 메치렌블루와 초산염을 환원시키고, 인돌과 황화수소를 생성하지 않는다, 겔라틴(gelatin)을 액화시킨다. 그리고 비오틴(biotin)의 요구성인 균주이다.

나또생산에 필요한 청국장균의 성질은 (표 3-1)에 나타낸 것과 같이 포자가 발아하는데 최적온도는 40°C 전후이고, 50°C 이상에서는 발아가 늦어진다. 100°C 30분간에서 발아 능력을 상실한다. 영양세포가 생육하는데 최적온도는 39∼42°C이고, 55°C 이상과 10°C 이하에서는 생육하지 않는다. 100°C에서 5분간 가

열하면 사멸한다. 생육의 최적 pH는 6.8~7.8이고, 생육의 최고 pH는 9.5이고, 최저 pH는 5.5이다.

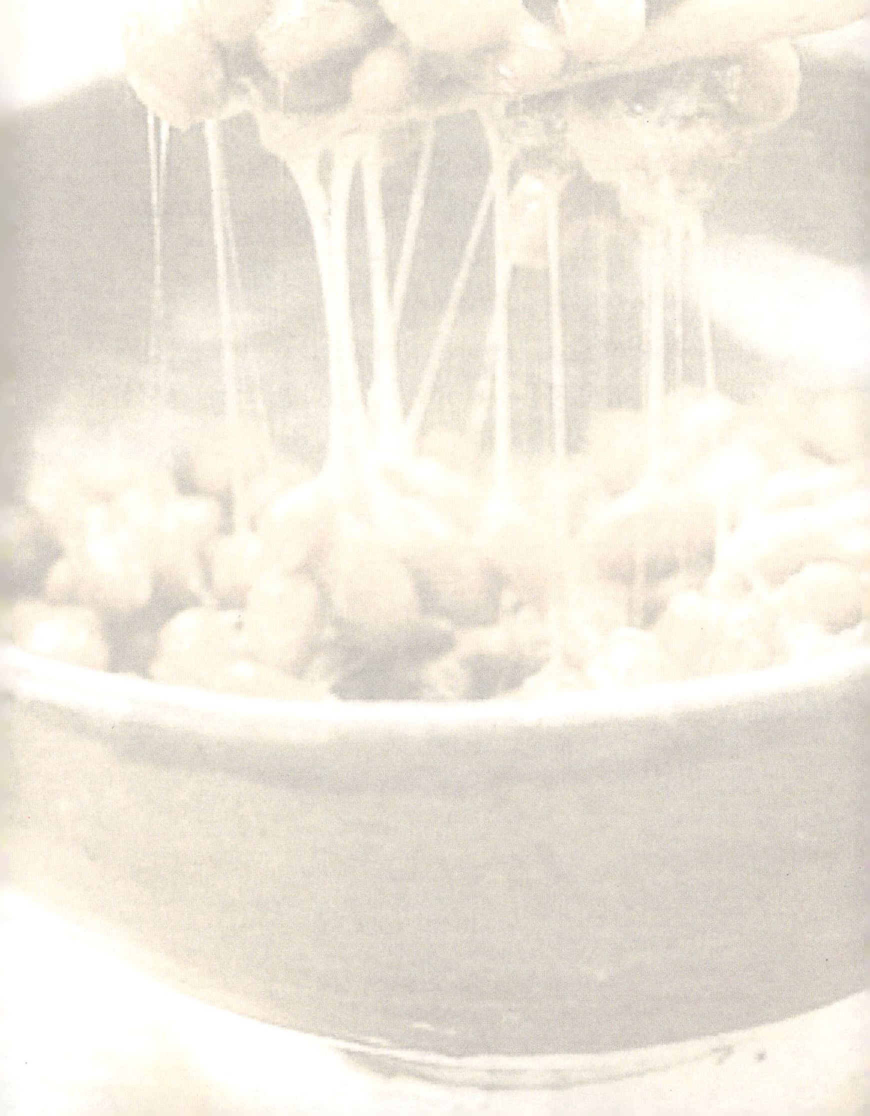

2 청국장균의 생활사

청국장균의 생활사는 (그림 3-1)에 나타낸 것과 같이 영양세가 분열법에 의하여 증식하고 생육환경이 나빠지면 내생포자를 형성하고 환경이 좋아지면 영양세포가 발아 하고, 다시 분열법으로 증식한다. 일반세균의 영양세포는 내열성이 약하나 청국장균의 내생포자는 영양세포와 다르게 내열성이 강하다.

나또를 제조하는데 사용하는 일반 종균은 순수배양한 청국장균의 포자이다. 증자한 콩의 표면에 접종하면 포자가 발아하여

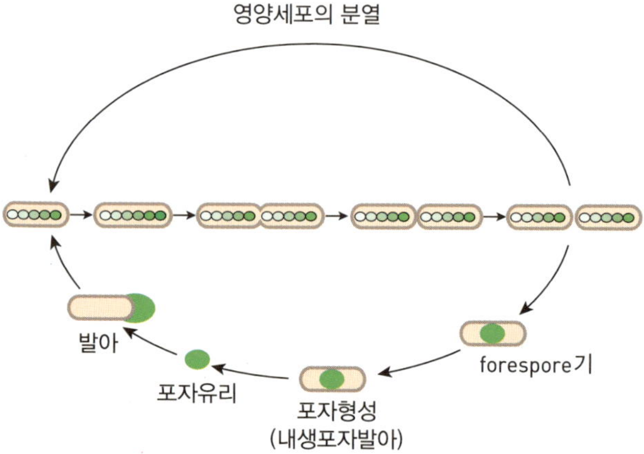

그림 3-1 나또균의 생활사

생육한다. 하나의 포자로부터 새로운 영양세포가 발아하여 탄생할 때까지는 약 2시간이 필요하다. 계속해서 발아된 영양세포는 외부로부터 영양분을 흡수하면서 2분열법으로 증식한다. 한번 분열하는데 필요한 평균세대시간은 30분이다.

영양세포의 증식이 활발하여지면서 많은 에너지를 발생하여 품온이 높아지고. 영양세포가 생육하면서 영양의 고갈상태가 되어 생육환경이 나빠지면 영양세포는 노화되어 영양세포 안에 내생포자를 형성하고, 남은 영양세포는 사멸되기 시작한다.

영양세포는 세포 자신이 가지고 있는 효소에 의하여 자기소화작용으로 용균현상을 일으켜 죽는다. 이것이 청국장균의 생활사이다. 나또는 청국장균을 접종하여 배양이 끝난 24시간 후에는 포자를 형성한 균이 10%, 영양세포는 90% 정도가 된다.

3 청국장균을 액체배양하였을 경우의 생육곡선

청국장균을 액체배지에 접종하여 배양액중의 균체의 생균수의 대수값을 배양시간에 대하여 plot하면 (그림 3-2)와 같은 생육곡선을 얻을 수 있다. 균의 생육곡선은 유도기, 대수기, 정상기, 사멸기로 나누고 있다.

■ 유도기

청국장균을 새로운 배지에 접종하면 세포와 내생포자는 일정한 유도기를 지닌 다음 활발하게 증식을 시작한다. 유도기에는 세포의수의 증가는 거의 없으나 세포의 크기는 비대해지면서 RNA함량은 증가하고 대사활동이 활발하게 된다. 그리고 포자는 발아하여 영양세포를 탄생시킨다. 그러므로 다음 대수기에 급속하게 증식하기 위한 준비작용기간이라 할 수 있다.

■ 대수기

영양세포는 급속하게 증식하고 원형질의 합성속도와 세포의 분열속도가 거의 일치한다. 배지 중에 있는 영양분은 균체의 합성과 대사산물의 생성에 이용된다. 그러므로 생육에 따라 배양액중의 남은 당의 량, 가용성 질소량, 무기염의 등은 감소하고, 대사산물은 증가한다. 그리고 처음 새로운 배지에 접종한 균체수를 No라 하면 세포는 2분열법으로 증식하므로

$$1 \text{ 세대후의 세포수} = 2\,No$$

$$2 \text{ 세대 후의 세포수} = 2 \times 2 \times No$$

$$g \text{ 세대 후의 세포수} = n = 2_g\,No$$

그러므로 대수기에서는 세포수 n는 지수적으로 증가한다. 양변을 대수로 하면 다음과 같이 된다.

$$\log n = \log No + g \log 2$$

$$g = \frac{\log n - \log No}{\log 2}$$

■ 정상기

대수기가 끝날 무렵이 되면 배지중의 영양분이 고갈상태가 되거나 또는 유해한 대사사물이 축적되어 세포의 생육속도가 감소하고, 사멸세포가 증가하고, 내생포자를 형성하게 되어 생세포수가 변하지 않는 정상기가 된다. 생육은 최대 생육량에 달하고 대사산물의 축적량이 이 시기에 최대량이 된다.

■ 사멸기

정상기가 지나면 사멸세포가 증가하는 사멸기가 된다. 세포는 자기소화가 일어나 죽거나 혹은 세포의 모양이 줄어든다. 일부는 내성포자를 형성한다.

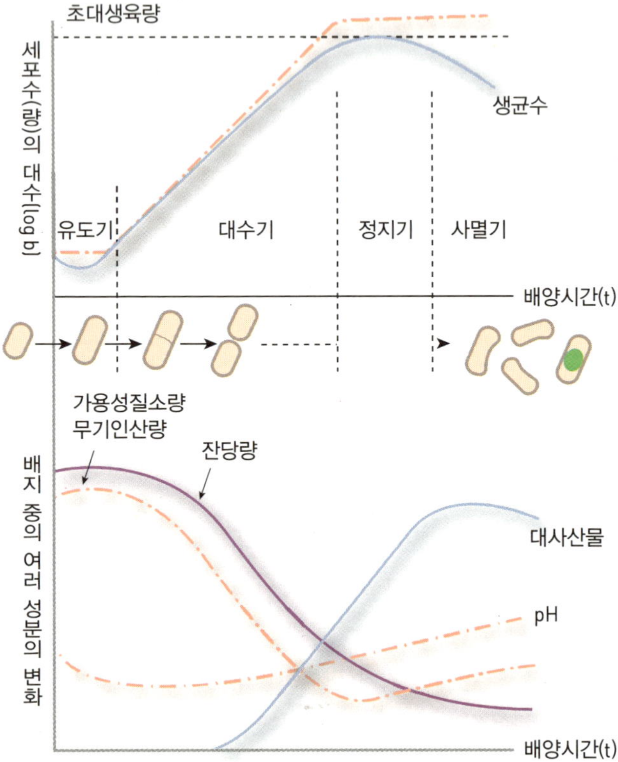

그림 3-1 나또균의 생활사

4 청국장균을 증자한 콩에 배양할경우의 생육곡선

청국장균을 증자한 콩에 배양하여 나또를 만들 경우의 생육곡선은 액체배양한 경우와 같이 유도기, 대수기, 정상기, 사멸기로 구분된다. 각 기에 관해 설명하면 다음과 같다(그림 3-3).

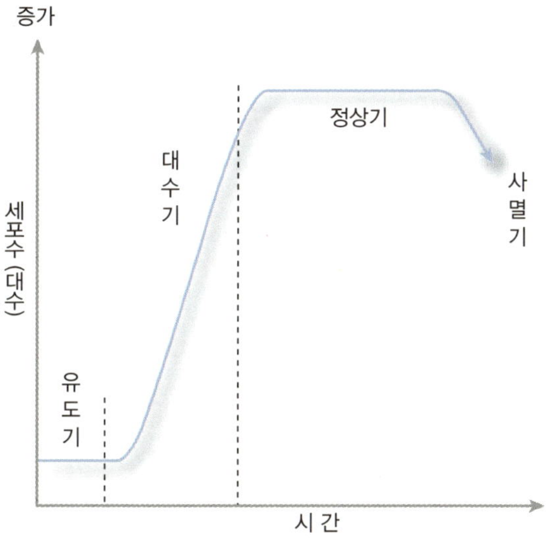

그림 3-3 청국장균을 콩에 배양하였을 때의 생육과정

■ 유도기

유도기는 청국장균이 증자한 콩의 표면에 번식하기 시작하는 생육 전기라 할 수 있다. 전단계는 청국장균을 증자한 콩의 표면에 잘 번식시켜야 한다. 콩을 물에 담그는 공정에서 물을 잘 흡수 한 콩을 증자하면 콩 안에 있는 수분이 끓어, 이때 종피 또는 자엽부의 세포벽은 연하게 되면서 단백질입자와 지방과립이 파괴되고, 가용성 당류 등 청국장균이 필요로 하는 탄소원, 질소원, 무기염 등의 영양물질이 표피에 녹아 나온다.

증자한 콩에 청국장균의 종균포자를 접종하여 혼합하고, 각각의 작은 용기에 담고(충전하고), 콘테이너에 담고 술래로 발효실에 옮겨 배양을 시작한다. 영양세포의 번식에 필요한 최적온도와 습도를 유지하면 포자는 2시간 이내에 발아하여 영양세포가 된다.

청국장균의 효소는 균체내서 생합성된 균체내효소를 균체 외부로 배출하여 생산된 균체외효소가 있다. 균체외효소는 콩 표면에 용해되어 있는 저분자의 질소화합물과 당 등을 분해하고 청국장균의 세포벽, 세포막을 통과 시켜 체내에 흡수시키는 역할을 한다.

균체 내에 있는 효소는 섭취된 물질을 분해하거나 결합시켜 영양분으로 하여 세포가 증식하면서 세포분열을 시작한다.

청국장균은 곰팡이와 같이 고체기질의 안에 들어가 번식할 수 없어 영양을 흡수하기 위해서는 콩 표면의 영양물을 녹일 수 있는 수분이 절대적으로 필요하므로 콩의 표면이 건조해 있으면 영양분을 흡수 할 수 없어 번식할 수 없다. 그러므로 배양실의 습도와 온도를 잘 유지 조절하야 한다. 전기에는 40℃에서 습도 80%하면 한세대가 증식하는 평균세대시간, 분열되는 속도는 30분이다

■ 대수기

청국장균의 번식은 콩의 입자의 크기와 가용성 당류의 함량 등에 의하여 변한다. 중간정도의 크기의 콩의 경우는 배양을 시작한 후 8시간정도 경과하면 발생하는 열량이 많아져 품온이 상승한다. 이 시기부터 대수증식기가 된다. 영양세포의 분열은 완성하게 되고 균체수는 대수적으로 증가한다. 증식속도는 최대에 달하고, 균체의 대사활성도 높아진다. 이때 나또의 품온이 50℃ 이상이 되기 쉬움으로 온도가 상승하지 않도록 잘 조절하야 한다.

■ 정상기

대수증식기에서 균이 왕성하게 자라면서 영양원의 소모가 많아져 영양원의 고갈상태가 된다. 이때를 정상기라하고, 온도제어를 하지 않으면 품온이 55~56℃에 달하고, 온도에 의하여 자기소화를 일으키는 결과가 된다. 나또의 제품으로서 좋은 점질물질의 생성과 맛과 향을 생성하려면 실온을 제어하여 52℃에서 4~5시간을 유지시키면 좋다.

■ 사멸기

청국장균은 영양의 고갈로 인하여 생육에 나쁜 환경이 되어 정상기로부터 영양세포의 일부는 세포내에 내생포자를 형성하고 사멸기를 맞이하게 된다. 청국장균은 자기분해가 진행되면서 세포벽과 세포막을 용해하고 세포내의 물질인 단백질 또는 균체내효소 비타민, 향기성분 등이 콩의 표면에 분산하고, 조직 속으로 침투하여 발효가 가속화 된다. 그러면서 영양세포는 천천히 사멸된다.

나또는 청국장균이 생산하는 효소 중에서 균체외효소인 단백질분해효소와 펩타이드가수분해효소(peptidase)의 작용에 의하여 콩 단백질은 아미노산으로 분해된다. 그러나 품온을 청국장균이 번식할 수 있는 온도로 계속 유지하면 청국장균은 배양초기에 번식에 필요한 에너지원으로 당이 소비되지만, 당이 없어지면 탄소원을 아미노산을 대신 사용하게 되고, 탈아미노반응이 시작되면서 암모니가 발생된다(그림 3-4).

그러므로 배양하는 도중 적당한 시기부터 강제로 냉각하여 청국장균이 번식하는 온도 이하로 품온을 떨어트리고, 다음날 냉장고로 옮겨 5°C 이하로 유지하여 청국장균이 번식을 계속하지 않도록 하여야 한다.

사멸기인 생육 후기에는 습기를 제거할 필요가 있어, 실내습도를 제거하고, 외부로부터 건조한 저온공기를 공급하여 치환한

• 단백질분해효소의 작용

단백질 $\xrightarrow{\text{protease}}$ peptide $\xrightarrow{\text{peptidase}}$ 아미노산

• 탈아미노반응

$RCH_2(NH_2)CHCOOH \xrightarrow{-NH_3} RCH=CHCOOH$

아미노산 → 불포화지방산

• 산화적탈아미노반응

$RCH_2(NH_2)CHCOOH \xrightarrow{+O_2,\ -NH_3} CH_2C(=O)COOH$

아미노산 → 캐토산

• 환원적탈아미노반응

$RCH_2(NH_2)CHCOOH \xrightarrow{+2H,\ -NH_3} RCH_2CH_2COOH$

아미노산 → 유기산

그림 3-4 청국장균에 의한 단백질분해와 탈아미노반응에 의한 암모니아의 생성

다. 이와 같은 조작에 의한 습도를 제거하는 것은 나또 표면으로부터 수분을 감소시켜, 점질물질과 맛을 나타내는 성분을 농축시켜 품질을 향상시킨다.

이와 같이 나또제조공정에서 냉장한다는 것은 청국장균의 번식을 억제하여 암모니아의 발생을 방지하기위한 목적뿐만 아니라 저온에서 청국장균이 생성한 효소에 의하여 후기의 숙성을 진행시켜 품질을 향상시키는데 있다.

나또는 단기숙성형의 발효식품이고, 점도가 높은 나또를 만들려면 불과 16~18시간의 제조공정으로 결정된다. 좋은 품질

의 나또를 만들려면 좋은 결과가 나오는 조건을 발견하고, 그 조건에 맞는 공정관리를 철저히 하여 언제나 균일한 좋은 제품을 만들어야 한다.

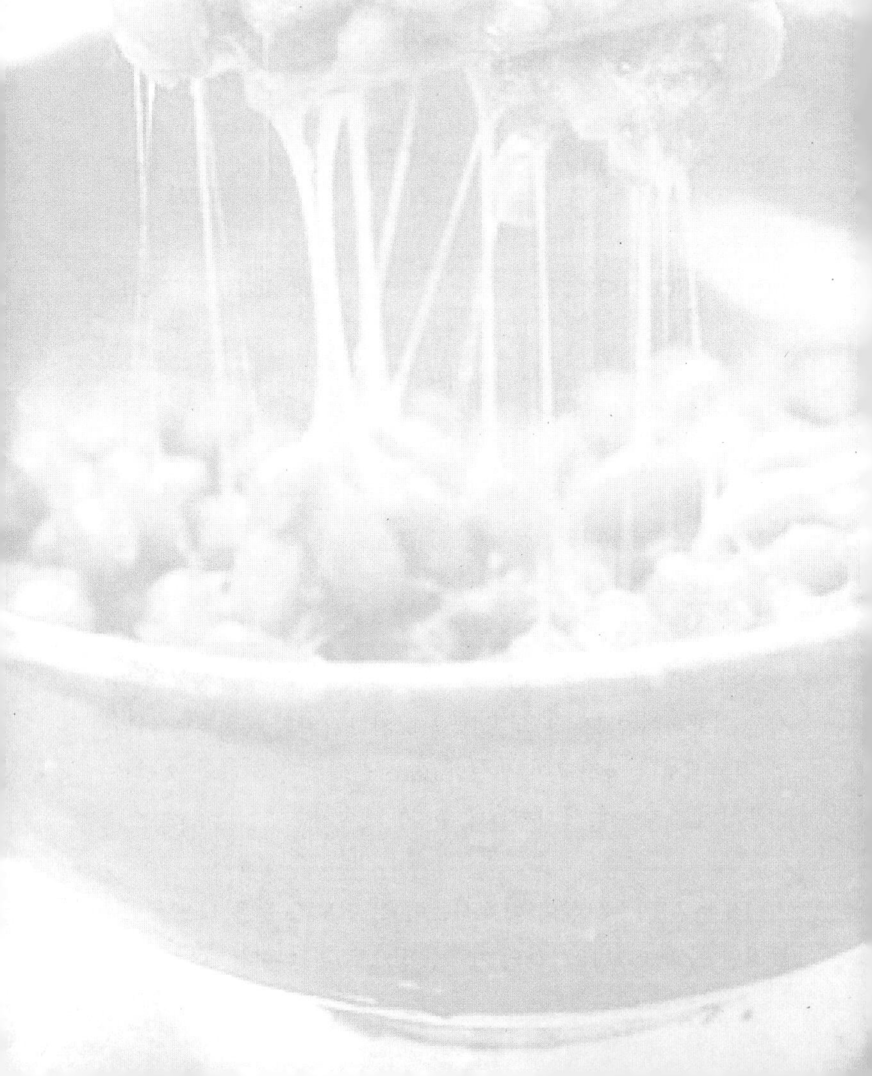

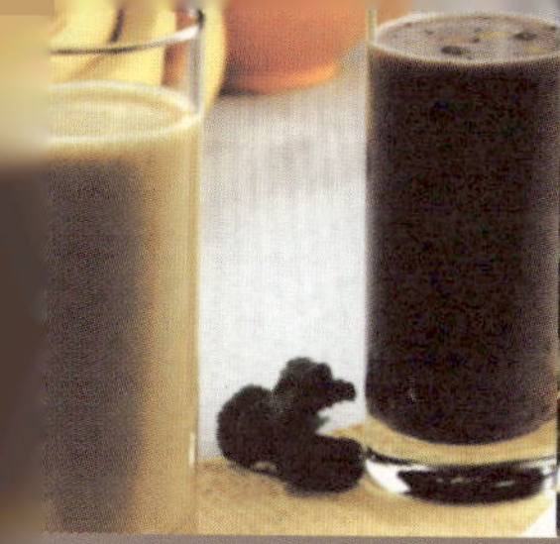
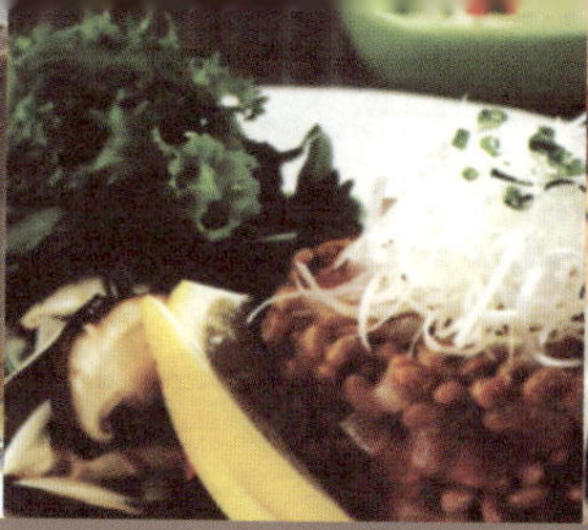
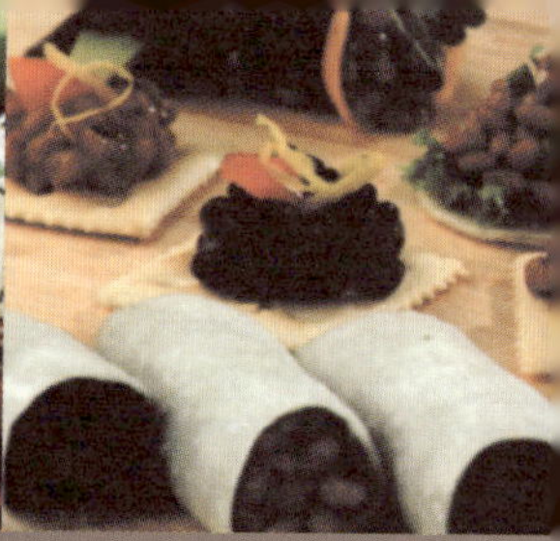

04

건강발효식품

나또와 청국장의 제조용 원료콩의 선택

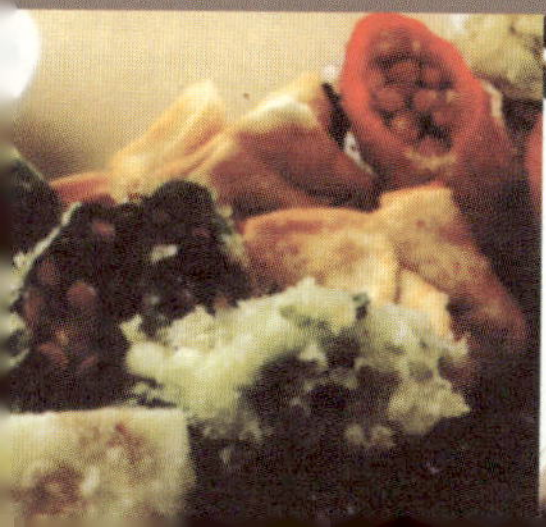
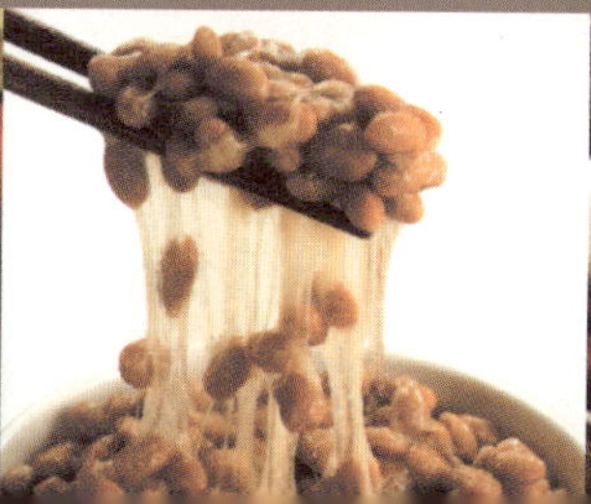
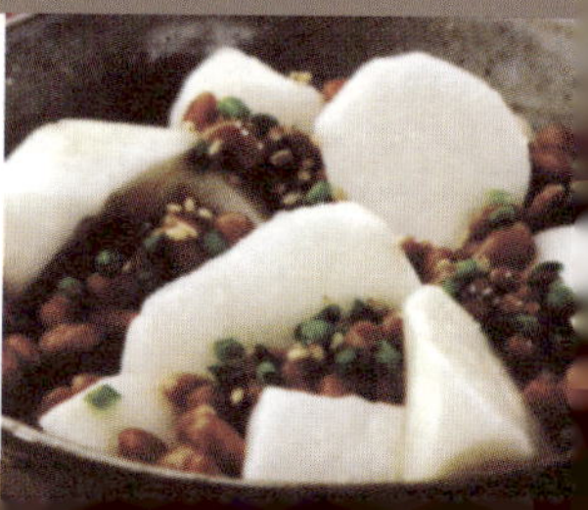

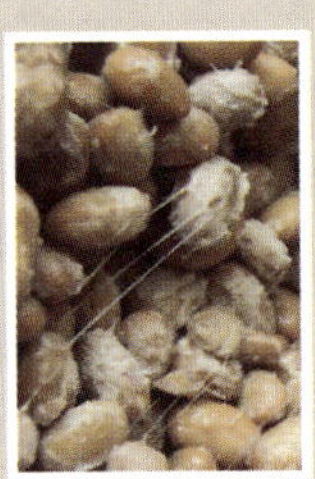

콩 원료의 종류에 따라 나또의 품질에 영향을 준다. 나또를 만드는 원료는 신선하고, 입자의 크기가 적고, 물에 침수하였을 때 흡수력이 많고, 보수력이 있고, 침수한 물에 용출고형분이 적고, 증자를 할 경우 연하고, 탄력성 있고, 단맛이 있고 맛이 좋아야 한다. 그리고 청국장균이 잘 번식하면서 점지물질을 많이 생성하고, 맛이 좋은 제품이 되는 콩이 좋다. 콩의 맛이 최종제품에 남게 되므로 증자한 다음 맛이 있는 것을 선택하는 것이 중요하다.

콩의 신선도는 침수한 물중에 콩 성분의 용출에 관계가 있으며 오래된 콩일수록 성분의 용출양이 많아진다. 용출된 성분은 수용성 질소화합물, 당분, 무기질, 등이고, 이들의 용출성분은 청국장균의 번식에 필요한 것이 많고, 균의 생육과 풍미를 저하시킨다.

콩의 크기를 적은 것을 택하는 이유는 나또의 점질물질의 양과 촉감은 입자가 적을수록 단위중량당 표면의 면적이 크고, 점질물질의 생성량도 많다. 그리고 입자의 크기가 작을수록 청국장균이 생성한 효소가 콩에 침투하는 것이 빠르다. 그러나 소비자의 기호성에 따라 잘 선택하여야 한다.

청국장균의 점질물질의 생산은 당, 수용성질소화합물중의 아미노산의 함량과 관계가 있다. 청국장균은 당과 아미노산을 사용하여 생활에너지를 얻고, 균체성분을 합성하면서 증식한다.

청국장균의 점질물질은 glutamic acid의 polypeptide와 과당의 고분자인 fractane으로 구성되 있다. 나또의 맛은 청국장균이 생성한 효소에 의하여 생산되는 아미노산, 당 또는 아미노산으로붙어 만들어지는 유기산류 디아세칠과 같은 방향성분 등에 의하여 만들어진다.

나또의 생육초기에는 번식에너지원으로 당을 소비하게 되나, 당이 없어지면 탄소원으로 아미노산을 요구하게 되어 탈 아미노반응이 시작되어, 탈 아미노반응이 일어난다. 이 반응은 냉각하므로서 방지되지만 원료의 콩에 탄수화합물양이 많고, 표면적인 적은 입자가 큰 콩을 사용한 나또는 암모니아 발생이 늦어진다.

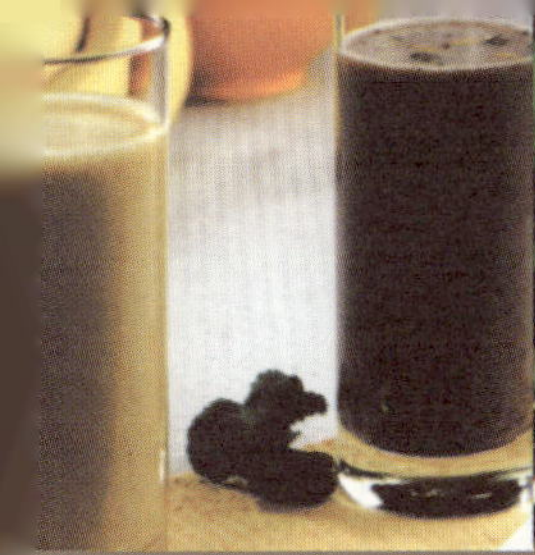
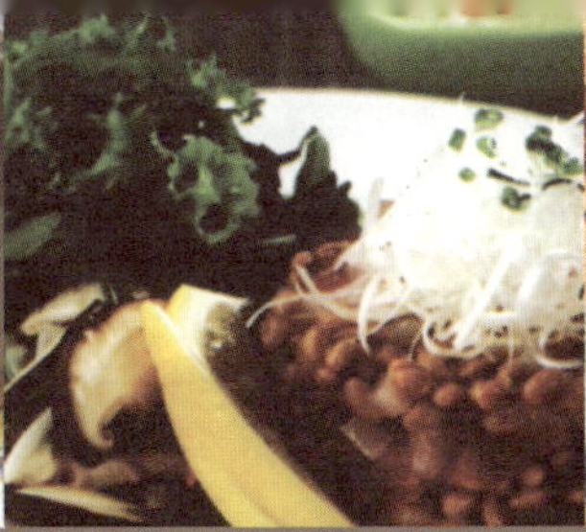
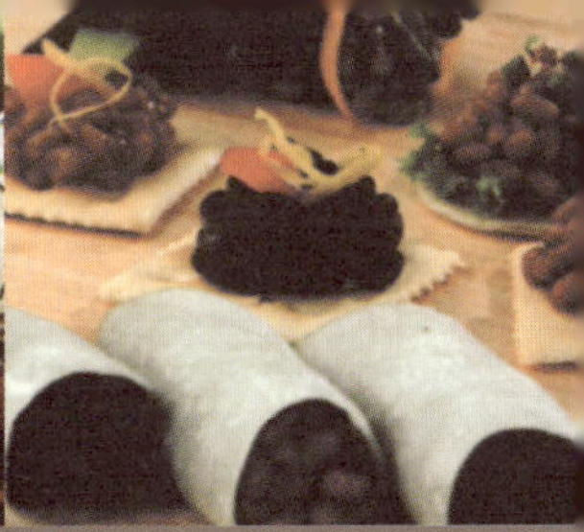

05

건강발효식품
나또와 청국장의 제조

나또의 제조 • 청국장의 제조

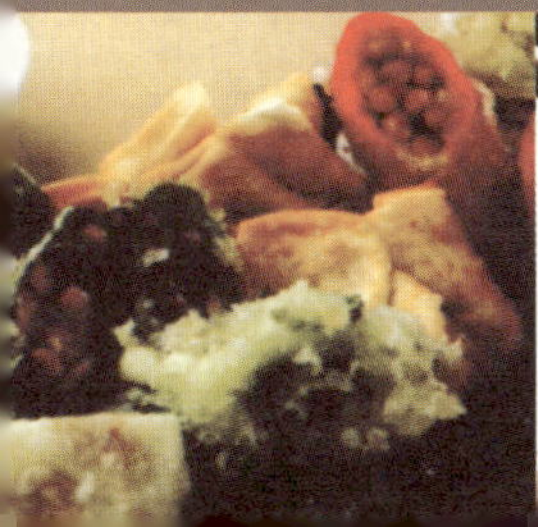
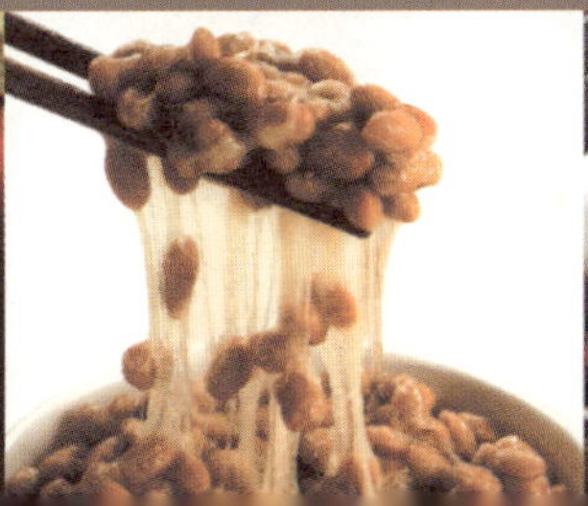
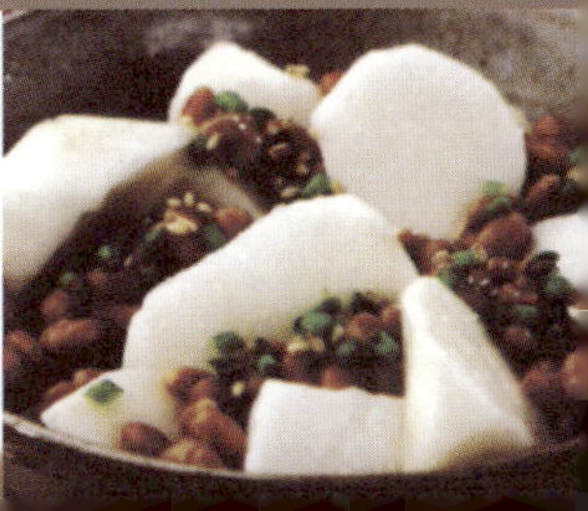

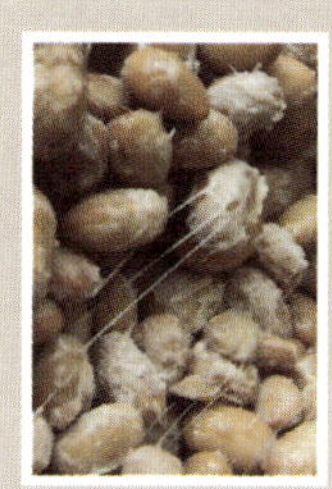

나또(생청국장)와 청국장은 *Bacillus*속(나또균, 청국장균, 간균, 고초균, *Bacillus subtilis*, *Bacillus var. natto*, 현재는 *Bacillus subtilis*로 분류)의 일종인 균을 콩에 배양한 발효식품이다. 증자한 콩에 청국장균 배양한 것을 나또(생청국장)라하고, 이것을 식염과 같이 담금을 하여 발효한 것을 청국장이라고 한다. 청국장은 우리나라에서, 나또는 일본에서 옛날부터 먹어온 전통식품이다.

콩에 나또균을 배양한 콩에는 비타민 B_2, E, K_2 그리고 불포화지방산인 리놀레산, 리놀렌산, 항균제 바시트라신을 함유하고 있다. 비타민 K_2는 칼슘과 단백질을 결합하기 쉽게 하여 뼈를 형성하는 작용이 있어 골다공증의 예방효과가 있고, 리놀레산(linoleic acid), 리놀렌산(linolenic acid)의 지방산과 비타민 E에 의하여 코레스테롤의 저하작용을 하여 동맥경화 또는 심장병 고혈압의 예방에 효과가 있다고 한다. 그리고 단백질분해효소(protease), 전분분해효소(amylase), 지질분해효소(lipase) 등의 소화효소와 혈전의 용해작용을 하는 나또키나제(nattokinase)를 함유하고 있다.

특히 나또키나제는 먹어도 분해되지 않고 체내에 흡수됨으로 혈전증의 예방에 효과가 있다고 한다. 그 외 변비예방, 인터페론의 유발작용 등이 있다고 보고되어 있어 현재 건강식품으로 보급되고 있다. 나또의 배양시간은 15~18시간 정도이고 숙성기간은 3일정도이다. 청국장은 담금을 하여 발효시키는 기간이 10일 이상 더 소요된다.

1 나또의 제조

증자한 콩에 나또균을 번식시켜 균이 생육하면서 생산한 효소로 콩에 있는 성분을 분해하여 독자적인 향과 맛이 생성된 발효식품이라 할 수 있다. 일반사람이 생각하면 나또를 만드는 것을 간단하게 생각할 수 있으나 제조업자가 매일 균일한 품질의 제품을 만든다는 것은 힘든 일이다.

나또의 발효의 특징은 일반 장류와 달리 치즈, 김치, 발효유와 같이 원료 그 자체에 미생물이 번식하여 발효가 되어 최종제품이 된다. 그러나 나또균의 번식이 왕성하여 불과 15시간정도에서 품질이 결정되는 단기숙성형의 발효식품이다.

그러므로 증자한 콩에 접종한 나또균(청국장균)의 번식과 효소작용을 일정시간동안 잘 관리하는 것이 나또를 제조하는데 중요한 점이다. 그리고 나또를 생산하는데 나또생산관리표를 만들어 여러 항목의 하나하나가 품질에 영향을 주게 되므로 주의 깊게 철저히 기록하면서 관리하여야한다.

1.1. 나또의 제조공정

나또의 제조공정을 크게 나누면 원료 처리공정, 종균접종과 배양공정, 2차포장과 출하공정으로 나눌 수 있다(그림 5-1).

원료처리공정

원료콩 — 조잡물선별 — 돌가리기 — 연마 — 입자크기선별 —
색선별 — 금속제거 — 처리한 콩 — 계량 — 침수 —
물뺌 — 증자 — 증자한 콩

종균접종과 배양 발효공정

증자한 콩 — 종균접종 — 용기에 충전 — 포장한 조미액과 겨자를 오려놓음 -
중량확인 — 콘테이너에 쌓음 — 배양발효 — 냉장숙성 — 나또

2차포장과 출하공정

나또 — 콘테이너에서 빼냄 — 2차 포장 — 단보루에 포장 —
제품냉장 — 출하 — 배달

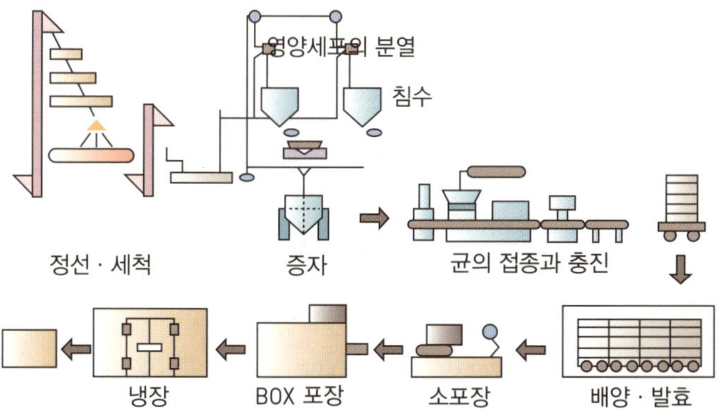

그림 5-1 나또 제조공정

1.2. 원료 콩의 전처리

조잡물 선별기, 석발기, 연마기, 입자모양 선발기, 색깔선별기, 금속검출기 등을 사용하여 정선처리를 한다. 정선처리한 콩을 세척기에서 물로 세척하여 콩의 표면에 있는 흙, 몬지. 유기물 등을 제거한다(사진 5.1).

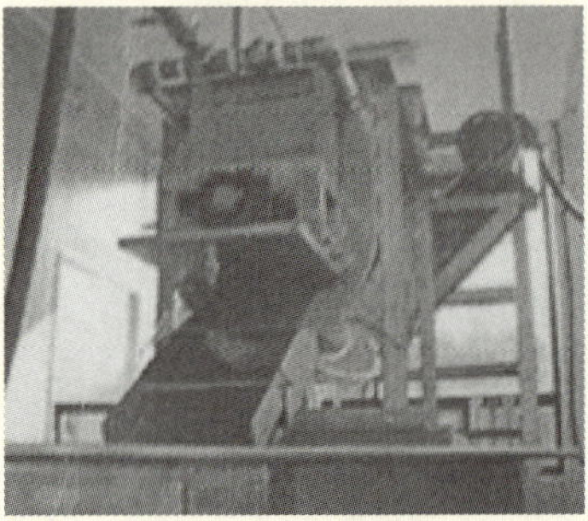

사진 5.1 원료 선별 및 세척

세척한 콩을 물에 침수하여, 수분을 흡수시켜 조직을 연화시켜 증자가 잘되게 하고, 콩의 성분이 나또균(고초균, 청국장균, *Bacillus subtilis*, *Bacillus* var. *natto*)이 이용하기 쉬운 상태로 한다. 콩의 중량비가 2.3~2.4배정도로 부풀었을 때에 물을 뺀다. 물에 담근 시간은 콩의 품종과 입자의 크기, 침적수의 온도에 영향을 받는다. 수온이 10°C에서는 23~24시간, 15°C에서는 17~18시간, 20°C에서는 7~8시간정도이다.

물을 뺀 콩을 나또균의 생육과 사람이 먹었을 때의 촉감 등을 고려하여 연하게 하기위하여 고압증자를 한다(사진 5.2). 증자하면 콩의 표면에 있는 미생물이 살균되고, 콩의 조직은 연하게 되고, 콩 안에 있는 가용성분이 종피의 표면으로 침출하게 된다.

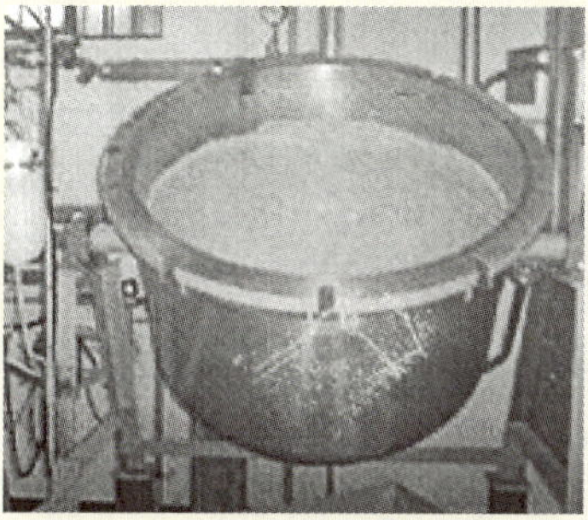

사진 5.2 증자

이로 인하여 청국장균은 영양분을 섭취하기 쉬워진다. 고압증기 살균은 1.5~2.0kg/cm^2의 증기압에서 30~60분간 증자한다.

1.3. 종균접종과 배양 발효공정

나또균은 호기성균이므로 종균은 나또균을 호기적조건인 진탕 또는 통기배양으로 액체배양하여 상용한다. 액체배양한 종균에는 나또균의 포자가 1*ml* 중에 약 1~2억 개가 있다. 원료 콩 30kg당 5 *ml*의 원균이 필요하다. 이 원균을 고루 분포하도록 접종하기 위해서 종균의 원액을 살균 냉각한 물로 50~100배로 희석하여 종균으로 사용한다.

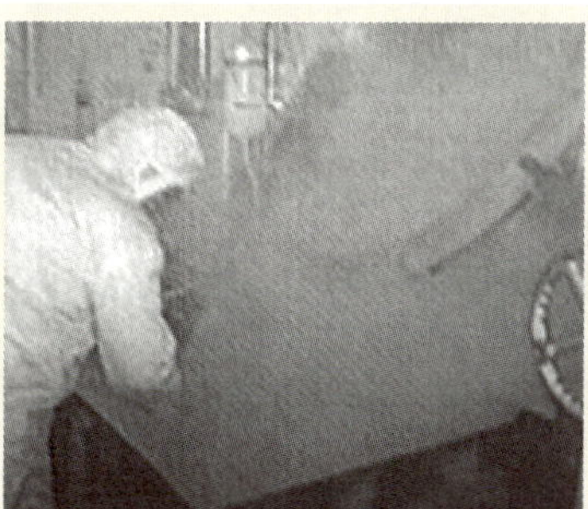

사진 5.3 접종

증자한 콩의 품온을 70~80°C로 하여 살균수로 희석한 종균을 분무하여

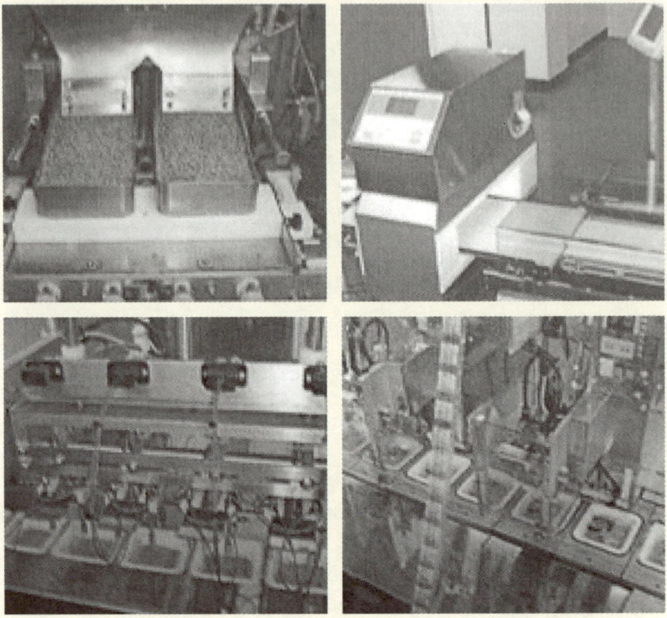

사진 5.4 충전

고루 접종(사진 5.3)혼합한다. 종균을 혼합한 콩을 자동충전기를 사용하여 종이 또는 PSP(폴리스티랜)으로 만든 컵 또는 사각형용기에 40~50g씩 충전하고, 콘테이너에 3~4 단이 되게 넣고, 이 콘테이너를 배양실에 옮겨 배양한다(사진 5.4, 5.5).

나또균은 호기성균임으로 나또균의 번식을 왕성하게 하고, 수분의 발생을 좋게 하기위해서도 증자한 콩이 서로 밀착되지 않게 입자사이에 적당한 간격을 갖게 하는 것이 청국장균의 생육을 촉진하게 한다.

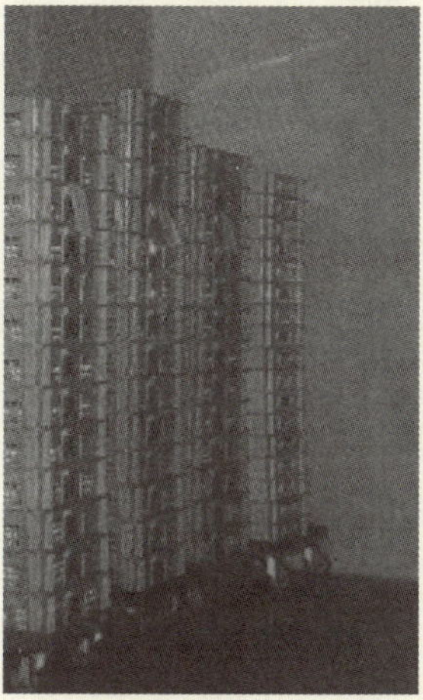

사진 5.5 배양실

배양실에서 온도와 습도의 분포를 좋게 하기위하여 콘테이너는 통풍성이 좋은 것을 택한다. 그리고 나또의 제조공정 중 가장 중요한 공정은 배양과 발효공정이다, 나또의 발효공정은 단기숙성형이므로 15~18 시간으로 나또의 품질이 결정된다.

이 공정의 전반기에서는 증자한 콩의 표면에 나또균을 잘 번식하도록 하고, 후반기에는 청국장균이 생성한 효소의 작용을 잘 반응하게 하여, 나또의 맛과 향을 좋게 하는 것이다.

이러한 목적을 위하여서는 나또균의 특성을 고려하여 배양과 발효 공정의 관리를 잘 하여야한다. 현재의 발효실에는 기본적인 기능으로서 복수의 온도센서, 수분센서를 가추고 있어, 발효실내의 온도와 습도, 나또의 품온을 측정할 수 있고, 이것으로 온도, 습도, 통기 등을 조절할 수 있는 자동제어반을 설치하고 있다. 발효공정의 온도, 습도의 관리의 한 보기를 들면 그림 5-2와 같다.

자동발효장치의 제어반에는 편의상 배양과 발효공정을 유도기, 대수기, 정상기, 사멸기로 나누고 있다.

■ 유도기

여름철에 외기온도가 높아 배양에 적당한 온도로 낮게 하기위해서 시간이 필요할 경우 예비냉각을 한 시간정도 하는 경우가 있다. 청국장균의 유도기의 발아, 번식에 최적온도는 37~40°C이다.

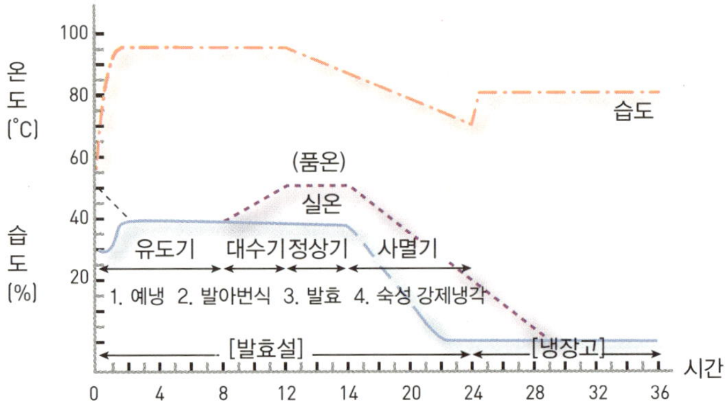

그림 5-2 나또의 발효공정의 온도와 습도의 관리

■ 대수기

나또균의 번식이 진행되어 대수증식기에 들어가면 생육하는데 열이 많이 발생된다. 일반적으로 8시간정도가 되면 생육이 왕성하게 되어 발열이 생겨 품온이 상승하여 12시간 경에 품온이 50°C가 된다. 이 기간에 산소의 소비량이 많아지므로 공기(산소)공급과 발효대사가스 또는 습도(수분)의 배출을 약하게 한다.

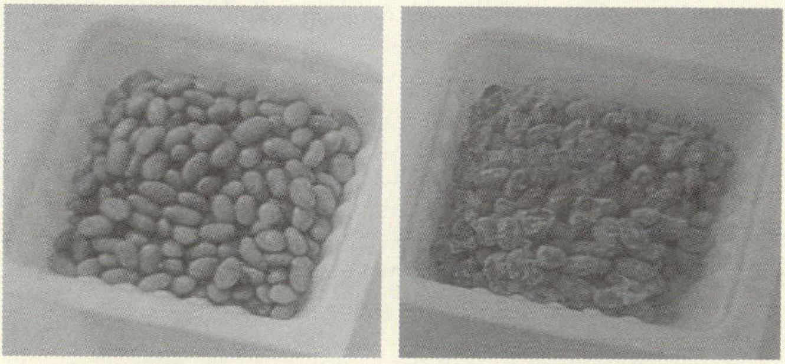

청국장균 접종후 배양발효 숙성후

사진 5.6 청국장균 접종후 콩의 변화

■ 정상기

점질물질의 생성은 정상기에서 생성되고, 50~52°C에서 4~5 시간을 유지시킴으로서 생성된다.

■ 사멸기

정상기를 지난 무렵부터 나또균이 더 번식되지 않도록 하고, 2차 번식으로 인한 탈아미노산 반응의 방지와 숙성을 하기위하여 실온을 급격하게 냉각하여 품온을 저하시켜 준다. 숙성은 일반적으로 5°C 이하의 온도에서 한다. 다음날의 2차포장 또는 작업 중에 품온이 상승하지 않도록 주의하여야 한다. 그 후 유통과정에서도 숙성은 계속 되지만 절대적으로 나또균이 다시 번식하지 않도록 저온을 유지하여야 한다.

1.4. 냉장숙성과 2차포장

숙성, 또는 2차포장, 작업과정, 유통과정 중 나또의 품온이 상승하면 청국장균이 다시 번식하기 시작하고, 효소의 탈아미노반응이 진행되어 암모니아가 발생되고 신선도를 유지할 수 없게 된다. 그러므로 일반적으로 5°C 이하의 저온에서 1일간 숙성한다.

다음날 상표를 붙이는 2차포장을 하여 종이상자에 담는 등 완성할 때까지 작업하는 동안 그리고 유통과정에서 품온이 상승하지 않도록 관리하야 한다. 따라서 나또는 생균발효유와 같이 매일 생산하면서 출하 판매하도록 하는 것이 좋다.

1.5. 발효공정을 성공시키려면

나또는 단기적으로 숙성시키는 발효식품이고, 점도가 높은 나또를 만들려면 불과 17시간 정도로 결정된다. 나또의 품질을 균일하게 하기 위해서는 좋은 결과가 나오는 조건을 발견하고, 그 좋은 조건으로 하여 계속적으로 품질이 재현성이 있도록 하여야한다. 발효공정은 품질에 가장 영양을 주는 중요한 공정이므로 잘 관리하여야한다.

발효를 시작하기에 앞서 좋은 원료 콩의 선정, 담그기, 증자 등의 전처리, 그리고 접종공정에서 일정량의 나또균의 포자, 스타터의 사용도 중요한 요소이다. 발효를 시작한 다음에는 청국장균이 영양섭취하기위하여 온도를 유지하도록 하는 것이 중요하다.

유도기에는 청국장균이 번식하는데 가장 좋은 온도를 유지하고, 대수기를 지나 정상기에서 점질물질을 생성하기위한 온도조절이 필요하고, 용기의 재질, 보온성 등에 의하여 조건이 변하므로 세심한 주의가 필요하다. 발효실의 용적에 대한 일정한 양의 콩이 들어간 양은 일정한 발효열이 발생하므로 온도조절을 일정하게 할 수 있다.

정상기를 지나 부터 사멸기 사이에는 나또균의 번식이 쇠퇴되고 영양세포는 자기소화를 일으켜 세포내에 있는 체내효소는 서서히 용출되고 콩 조직 안으로 침투하고, 영양물과 아미노산의 생성이 활발하게 일어나 맛이 증가한다.

발효공정후반에서 외기와의 치환으로 습기가 제거되는 것은 나또 표면의 수분을 감소시키고, 점질물질을 높여 강하게 하고 맛을 농축시킨다.

그 후는 급속하게 실온을 저하시켜 가능한 빨리 냉각하여 청국장균이 번식하지 않도록 온도를 떨어뜨린 다음에 번식중에 일어나는 탈아미노반응을 방지하면서 숙성을 계속하게 하고, 발효공정을 끝낸다.

2 청국장의 제조

2.1. 청국장의 제조공정

청국장의 제조공정은 크게 나누어 원료전처리공정, 종균의 접종과 배양, 발효공정, 포장공정으로 나눈다(그림 5-3).

콩 원료의 처리공정은 나또의 제조공정은 같다. 증자한 콩에 청국장균(Bacillus subtilis)의 종균 포자를 원료 콩 1kg당 5×10^7 정도 되게 접종하며 접종한 콩은 발효상자에 5 cm 두께로 담아 배양실에서 42~43°C에서 24~30시간 배양한다. 발효실의 온도를 42~3°C로 유지하면 5~7시간 후에 접종된 포자가 발아하면서 서서히 품온이 상승하고 실온도 상승하면서 생육한다(사진 5.7).

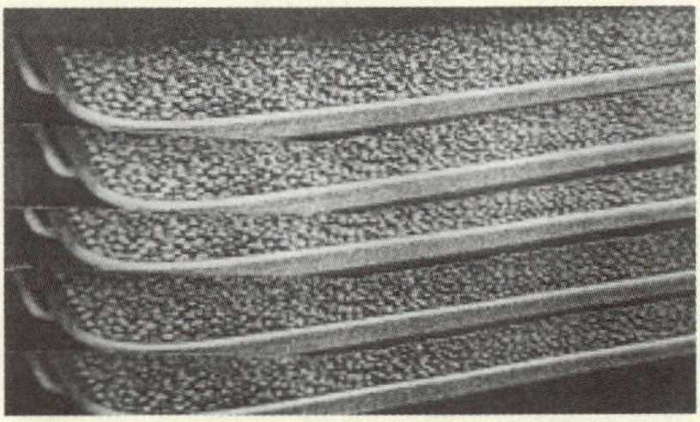

사진 5.7 증자한 콩에 청국장균을 배양

배양이 끝난 콩을 소금과 섞어 발효탱크에 담그고 10~20°C에서 10일정도 발효시킨다. 이때 소금의 첨가량은 배양한 콩의 6~7% 정도 되게 사용한다. 발효가 끝난 청국장을 파쇄기로 갈아 콩을 깨뜨려 망을 통과시켜 포장을 한다. 포장한 청국장을 냉각하여 냉장하고, 상품으로 출하한다.

원료처리공정

원료콩 — 조잡물선별 — 돌가리기 — 연마 — 금속제거 —
처리한 콩 — 계량 — 물에 담금 — 물뺌 — 증자 —
증자한 콩

종균접종과 배양, 발효공정

증자한 콩 — 종균접종 — 국상자에 담는다 — 배양 —
생청국장 — 식염과 혼합 담그기 — 발효 — 청국장 —

포장공정

청국장 — 갈기 — 포장 — 냉장 — 출하 — 배달 —

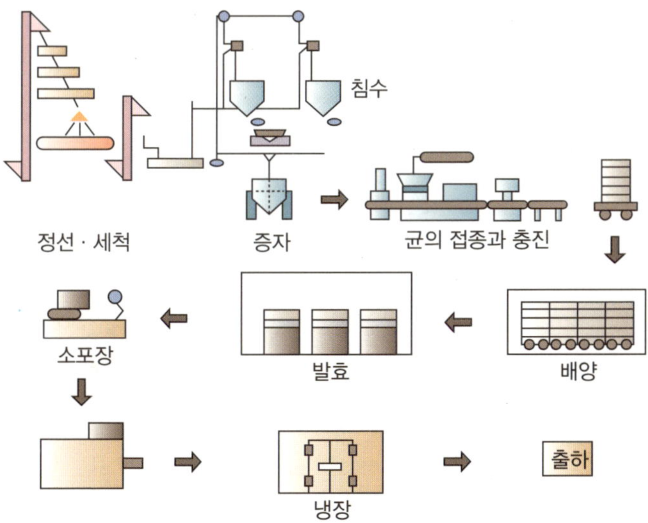

그림 5-1 나또 제조공정

앞으로 제품에서 악취가 나오지 않도록 균주의 개량과 발효공정의 관리의 연구가 필요하다.

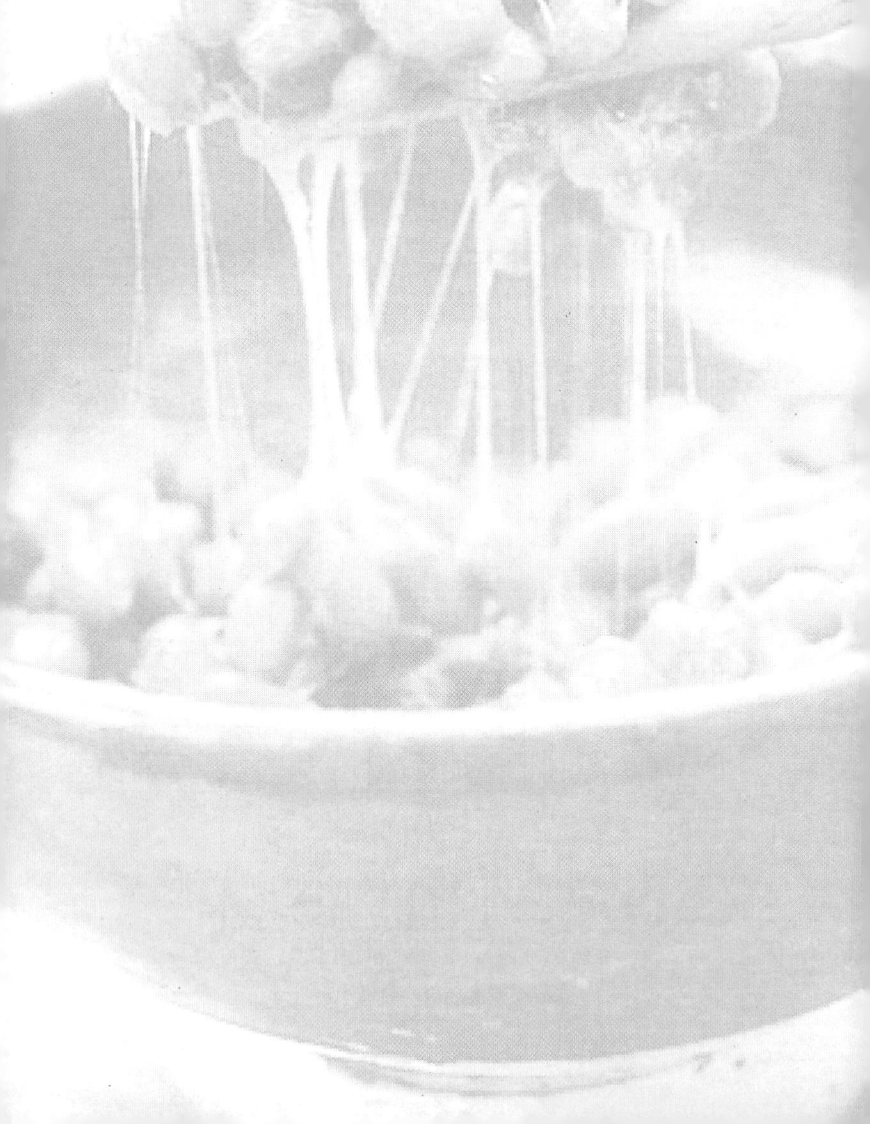

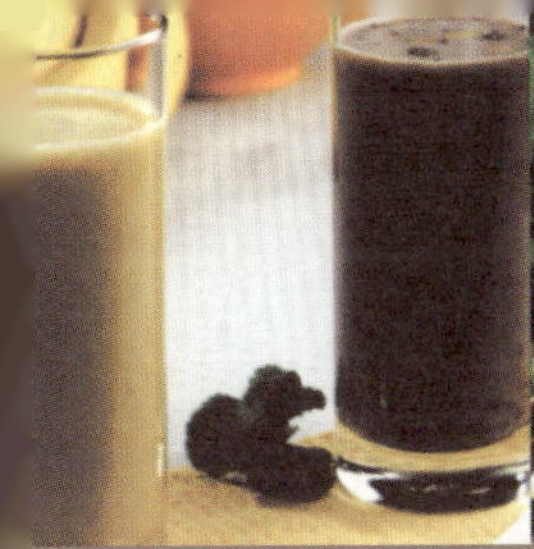
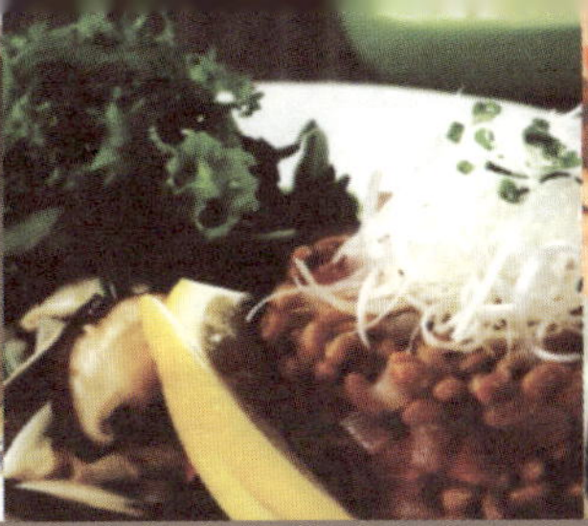
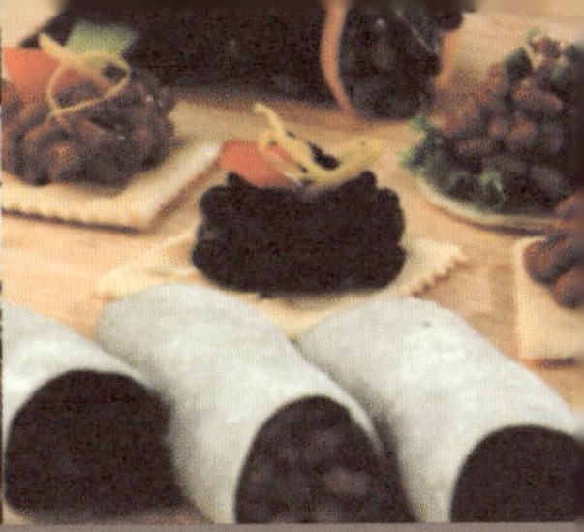

06

건강발효식품

항상 좋은 나또와 청국장을 안정되게 만들려면

생산관리표를 철저히 기록하고 적은 변화까지 기록한다 • 안전관리와 위생관리 • 공정별로 오염방지 대책을 세울 것

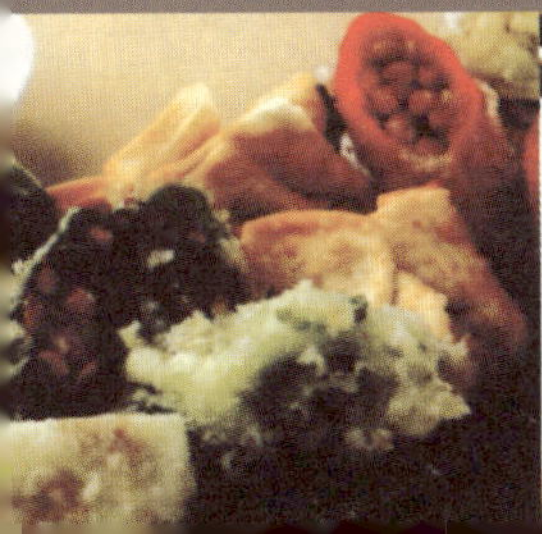
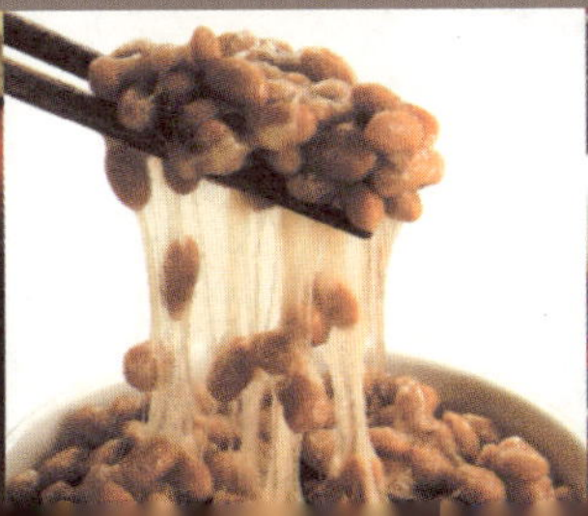
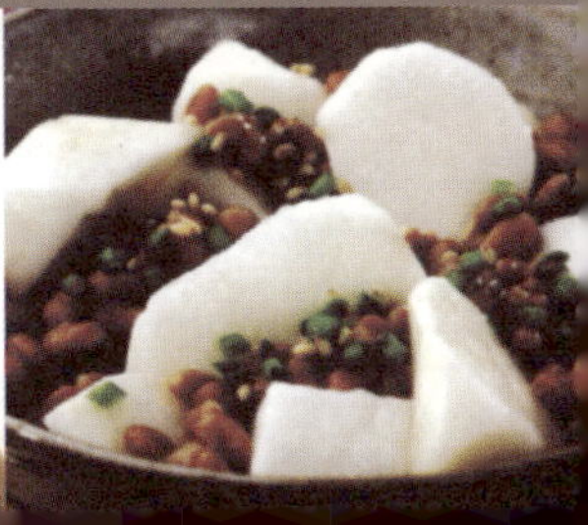

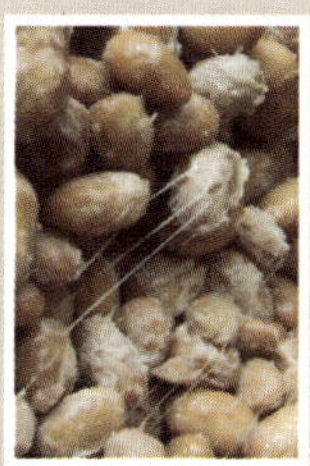

나또와 청국장을 언제나 균일하게 맛이 있게 생산한다는 것은 어려운 일이다. 그 원인으로써 원료 콩의 품질이 일정하지 못하고 생산공정이 짧은 시간 내에 복잡한 조건을 만족시켜야하는 것과 잡균과 파아지의 오염 등을 들 수 있다.

소비자들은 나또와 청국장에 대한 영양학적인 가치를 잘 인식하고 자기들이 좋아하는 상품을 계속 먹게 된다. 그러나 질이 나쁜 제품을 만나게 되면 나또와 청국장을 멀리하게 되므로 생산자는 언제나 균일하게 하자가 없고 맛이 있는 제품을 만들도록 하여야한다. 그러므로 맛이 있는 상품을 계속적으로 공급할 수 있도록 생산기술을 구축하는 것이 가장 중요한 일이다.

1 생산관리표를 철저히 기록하고 적은 변화까지 기록한다.

생산관리표는 공정에 따라 제품의 품질에 직접 또는 간접적으로 미치는 항목을 기입하는 것이다. 하단에는 공장에서 실시할 수 있는 실험한 방법 등을 기입한다.

항목이 많으나 철저하게 잘 기록함으로서 그 기록이 쌓여 잘 분석 검토함으로서 생산에 중요하고 균일한 제품을 생산하는데 또는 품질을 향상시키는데 큰 도움이 된다. 이 생산관리표는 공장의 규모에 따라 현장별로 나누어 기입하는 등 공장의 실태를 고려하여 작성한다면 효과가 높아진다.

맛이 있는 상품을 계속적으로 매일 생산하여야만 한다. 과학적인 목표는 재현성이 있어야 한다. 나또와 청국장 생산에도 이것이 적용되어 실제로 생산에 활용되어야 한다. 재현성이 있도록 하려면 반드시 기록을 하여야 하고. 매일 기록하고 있으면 작은 변화도 세밀하게 알게 된다.

발효공정만을 보기를 들면, 현재 실시하고 있는 발효공정의 조건하에서 맛있는 나또와 청국장의 제품이 생산되었다면 자동 나또와 청국장제조장치에 기록된 경과조건의 실적을 다음의 제조공정의 프로그램에 환원함으로서 맛이 균일하게 고정이 된다.

2 안전관리와 위생관리

2.1. 식중독균, 유해균, 잡균, 파아지의 감염의 대책

식품을 제조하는데 가장 중요한 것은 소비자가 신뢰할 수 있는 것은 언제나 안정성이 있고, 식중독균과 유해균, 잡균 또는 이물질이 혼입되지 않도록 하는 것이다. 나또와 청국장은 증자한 콩을 청국장균으로 배양 발효시키고, 숙성한 것을 가열하지 않고 먹는 발효식품이다. 발효공정에서 청국장균이 번식하는 온도가 식중독균 또는 유해균의 생육온도와 비슷하므로 각 공정에서 위생관리를 철저히 하지 않으면 이러한 불필요한 균들이 번식하여 식중독 또는 나또의 이상발효가 일어난다.

위생적으로 나또와 청국장을 만들려면 첫째는 시설, 설비를 정비하고, 제조하는데 사용하는 기계, 기구를 위생적으로 유지한다. 두 번째는 제조공정에서 잡균의 오염을 방지하여야한다. 세 번째는 제품의 보관과 유통, 판매에 이르기까지 위생적으로 취급해야한다. 그리고 저온으로 관리하여 안정성을 확보하는 것이 중요하다.

식중독균, 유해균, 잡균, 파아지(phage)의 오염 중 특히 주의할 필요가 있는 것은 청국장균의 파아지이고 청국장균에 기생한다. 파아지가 청국장균에 감염이 되면 파아지가 균체 안에서 증식하여 청국장균을 용해시켜 죽인다.

파아지는 토양 중에 서식하고 공기 중에 또는 원료 중에 다소 포함 되어 있지만 청소와 위생관리를 철저히 하면 걱정할 필요가 없다. 그러나 제조과정 중에 실패한 나또와 청국장 또는 반품된 나또와 청국장 등을 소각하지 않고 둘 경우 파아지 감염의 원인이 되어 파아지가 많이 발생되면서 제품에 많은 타격을 받게 되므로 주의를 하여야한다.

그리고 충전기 또는 충전하는데 사용하는 도구를 씻는 것과 살균하는 것을 잘 하지 않으면 클로스트리듐(*Clostridium*)속이 발생되어 발가락 꼬릿내와 같은 불쾌한 냄새가 나게 된다. 그 외에 다른 잡균도 오염이 되면 품질을 저하시키므로 모든 공정을 세척하는 것과 살균하는 것을 철저히 하여 위생적으로 하여야 한다.

2.2. 쥐와 곤충의 침입 방지

쥐와 곤충에 의하여 식품에 오염이 될 수 있기 때문에 식품의 안정성에 중요한 영향을 미칠 수 있기 때문에 식품의 가공시설 안으로 절대로 침입하지 않도록 하여야한다. 창문, 환기통 등에 망을 치면 효과가 있고 배수통에도 신경을 써야 한다.

표 6-1 나또와 청국장을 제조할 때 문제가 되는 미생물과 살균조건

미생물	나또의 상태	살균조건	생식장소	비 고
곰팡이 *Rhizopus* *Penicillium*		65°C, 10분 이상	토양, 몬지, 공장 내의 천정과 벽에 발생	• 곰팡이로 부패 되는 것은 없다. • 곰팡이의 포자가 제품에 있으면 유통과정에서 곰팡이 발생
호기성세균 *Bacillus*		121°C, 15분 이상	토양, 벼짚, 공기, 배수구, 바닥, 천정	내생포자가 내열성이 강하다.
pumilus	• 균막(균총)은 좋으나 풍미가 떨어진다.			• 청국장균과 같은 속이므로 청국장균의 번식에 방해가 된다.
cereus	• 붉은색을 나타내면서 불쾌취를 나타낸다.			• 같은 속이므로 검사가 어렵다.
혐기성세균 *Clostridium*	• 냄새가 나쁘다	121°C, 15분 이상	• 산소가 적은 흙 속에, 공기중에는 적은량.	• 내열성포자가 있어 살균이 잘되지 않는다.
Lactobacillus plantarum	• 물에 담근 동안에 유산발효가 진	65°C, 10분	• 주로	• 물담금이 끝

	행되고 담근 콩의 표면에 유산이 남아 있으면 청국장균이 번식되지 않고 원래 콩상태로 있다.	이상	침적조의 하부, 콩의 용출 성분으로 번식, 증자공정에서 완전하게 살균됨.	난 다음 침적탱크를 약알칼리세제로 잘 세척, 멸균한다.
파아지 I-IV형	• 교반시 점도가 약함 • 오염이 시마면발효시에 청국장균의 생육 저해	65℃, 10분 이상	흑, 먼지, 공장안의 배수구, 바닥, 청정, 벽 등의 습한 곳	알코올, 차아염소산나트륨, 역성비누 등으로 살균이 가능

2.3. 종업원의 위생관리

병원성 대장균과 황색포도상구균은 식중독의 원인균이고 이들 균은 증자한 콩에 청국장균을 접종할 때부터 용기에 충전할 때까지의 공정에서 오염되기 쉽다.

이 작업에 종사하는 종업원 손과 손가락을 깨끗이 씻고 살균하는 것을 철저하게 할 필요가 있다. 식품에 오염이 될 가능성이 있는 병이 있는 사람은 식품가공시설에 들어가지 않도록 하여야 한다.

그리고 제조에 종사하는 사람은 언제나 청결한 의복, 모자, 마스크를 착용하도록 한다.

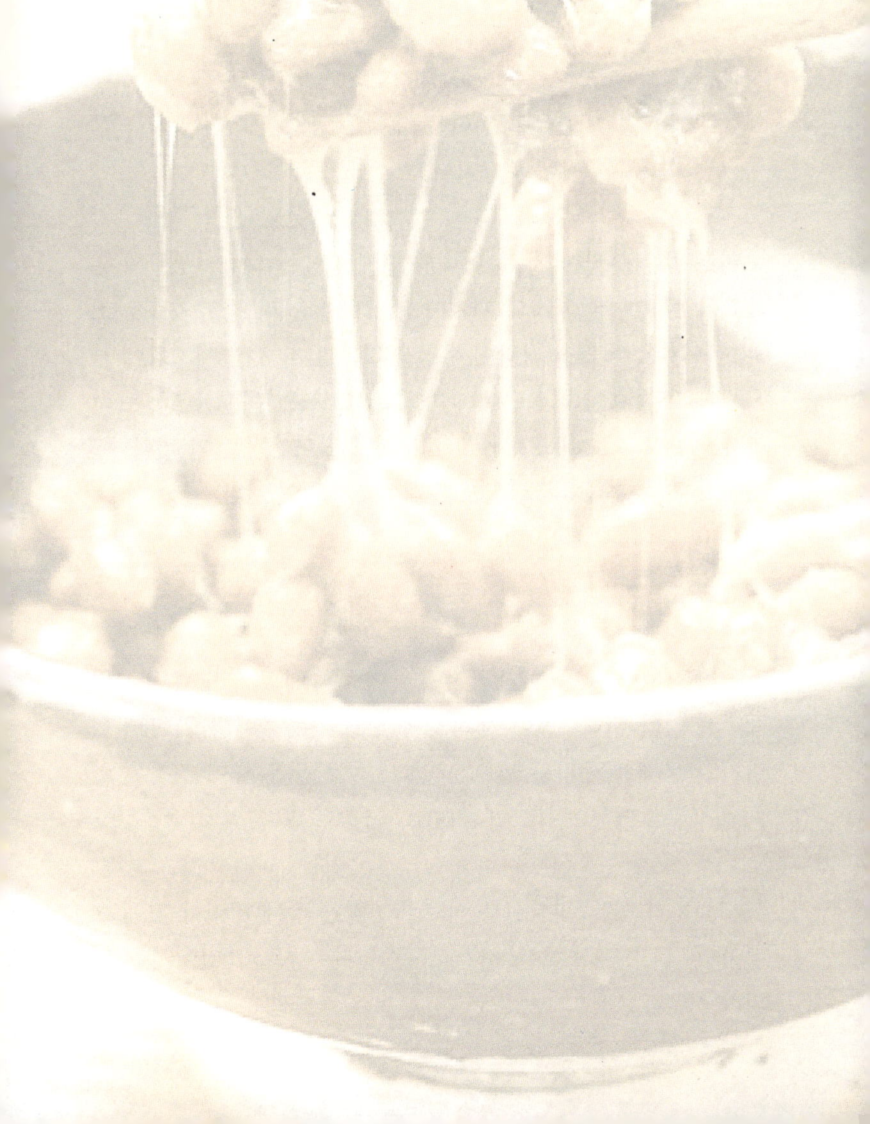

3 공정별로 오염방지 대책을 세울 것

3.1. 원료 콩을 반입할 때

효과적인 오염을 방지하는 대책은 공정별로 문제점을 잘 파악하는 것이 중요하다.

원료 콩을 포장한 지포, 마대의 먼지 중에는 토양미생물이 혼입되어 있으므로 원료의 먼지가 제조장에 날려 들어오지 않게 하고, 원료를 취급한 사람이 복장을 가라 입지 않고 제조장에 들어가면 잡균 오염의 원인이 된다. 그러므로 원료를 취급하는 작업자는 의복을 교환하지 않고 제조장에 들어가서는 안 된다. 원료실과 제조장 사이에는 통로를 설치해서는 안 된다.

3.2. 원료 콩을 세척할 때

포장된 원료 콩을 세척기에 풀어 넣을때 먼지가 날려 오염원이 된다. 콩이 세척기에 투입되어 물에 담근 때부터 먼지의 문제는 생각할 필요는 없다. 물로 씻은 콩에 부착되 있는 미생물수는 10^4-10^5이 줄어 10^2-10^3로 된다.

세척기가 있는 세척실은 원료실과 같은 방에 있거나 옆에 설치하고, 나또 제조하는 장소로 들어가는 통로가 있어서는 안 된다.

3.3. 물에 담글 때

콩을 물에 씻으면 콩에 부착되어 있는 균체수는 감소하지만 담금물의 온도가 높아지면 미생물이 증식하여 일반적으로 10^6이 된다. 이와 같은 미생물의 증식은 콩에 있는 영양분을 감소시키고, 이들 미생물이 생성하는 대사물질이 청국장균의 번식을 저해 한다.

물 담금이 끝나면 담금 물을 배수한다. 이 때 배수를 배수구까지 유도하여야 한다. 콩을 담금 한 물에는 미생물의 농축물이라 할 수 있으므로 공장 내에 있는 바닥에 직접 흘려서는 안 된다.

다음 공정인 콩을 증자하는 공정에서 무균상태로 된 증자된 콩 또는 나또 제품에 대장균 군이 검출되는 원인은 바닥으로 배수한 침적수가 튀어서 오염된 것이다. 담근 물의 미생물의 증식을 억제하려면 담금 한 물의 온도를 10℃ 이하로 하면 효과가 있고, 담근 물의 온도가 상승하지 않을 정도로 물을 흘러내려도 좋다. 물에 담금이 끝난 다음 침적탱크를 세척하는데 반드시 약알칼리세척제를 사용하여 깨끗이 씻어 무균상태로 하여 다시 사용한다.

3.4. 청국장균을 접종할 때

접종하는 청국장균은 분체와 액체상으로 되어 있다.

청국장균을 살균수로 희석하고, 희석한 균액상태로 접종작업을 한다. 이때 사용하는 살균수는 사용할 때 마다 음료수를 살균하여 냉각한 다음 사용한다.

청국장균을 접종할 때 사용한 기구 들은 사용할 때마다 약알칼리성세제로 세척한 다음 증기살균하거나 또는 살균처리를 한 다음에 사용할 수 있게 준비하여 둔다.

3.5. 충전 또는 섞을 때

충전기계를 사용하여 충전할 경우 청국장균을 접종하는데 사용하는 증자한 콩의 홉퍼 또는 자동 충전기의 홉퍼, 슈터, 계량샷터 등 증자한 콩이 접촉하는 부위는 분해하여 약알칼리세제에 담근 다음 세척하고, 빼내어 씻고 열탕 살균한 다음 건조하여 다음의 생산작업을 위해 준비하여 둔다.

충전한 다음 콘테이너에 수용되고 끌차에 쌓게 된다. 끌차는 발효에 사용하는 것과 외부에 운반하는데 사용하는 것을 확실하게 구분하여 사용한다.

콘테이너와 끌차는 약알칼리세제 침적세척 또는 콘테이너세척기로 세척한 다음 물로 씻어 건조하여 사용한다.

충전할 때 수작업을 할 경우는 청국장균을 접종한 증자한 콩을 받는 용기 또는 충전작업에 사용하는 작은 도구 등은 약알칼리세제로 침적 세척한 다음 씻고 열탕살균을 하고 건조하여 청결하게 사용한다.

3.6. 발효실, 제조실, 냉장고 등

발효실은 천정 벽, 바닥에 약알칼리세제를 산포기로 뿌리고 10분후에 물로 씻고 건조한 다음 사용한다.

제조실에서 물에 적시는 부분은 작업이 끝난 다음 약알칼리세제로 방 전체를 또는 배수통을 포함하여 세척한다. 포장하는 장소의 건조구역은 청결한 펌프 등과 못프 등을 사용하여 세척 건조한다.

냉장고는 실온이 낮기 때문에 미생물이 작게 있다고 생각할 수 있으나 균이 많이 번식하고 있으므로 정기적으로 세척할 필요가 있다. 여기에서도 약알칼리세제를 사용한다.

수송하는데 사용하는 차의 내부. 수송용 콘테이너 등도 잘 세척하고 위생적인 관리를 하여야 한다.

4 사용하는 기구와 기계의 세척은 약알칼리성 세제로

콩을 가공하는 공장에서 더러워지는 원인은 콩단백질과 지방이다. 세척과 기구 또는 제조기계 또는 기구, 환경 등 모든 것을 고려하여 세척하는 데는 약알카리성 세제를 사용하는 것이 적절하다. 일반적으로 세제농도 0.25～1.0%, 세척온도 30～42℃, 세척시간 10분 이상으로 침적하여 세척하고, 솔로 세척하는 것이 적합하다.

세척하는 순서는 다음과 같이 하면 좋다. 제일먼저 세척하여야할 대상물의 표면으로부터 전체적으로 더러워진 부분을 물로 씻어낸다. 다음에는 약알칼리세제의 용액을 뿌리거나 또는 그 용액 중에 담그거나하여 더러운 것과 세균의 필름이 잘 떨어지게 한다. 10분 이상 접촉시킨다. 그 후 물로 부셔 부풀어올라온 더러운 것과 세제가 남아 있는 것을 제거한다. 필요에 따라 각종 살균제 또는 끓는 물 등으로 살균한다.

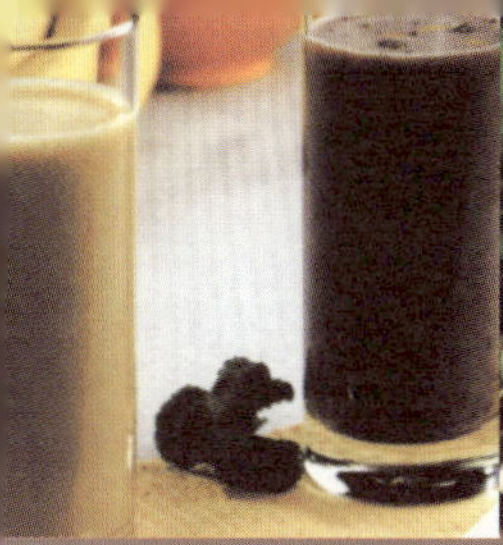
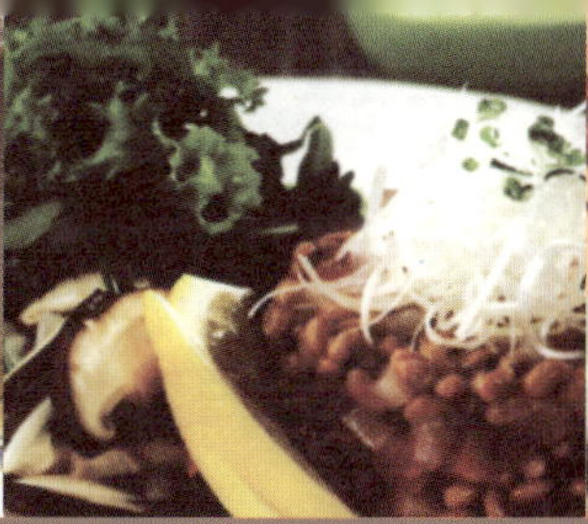
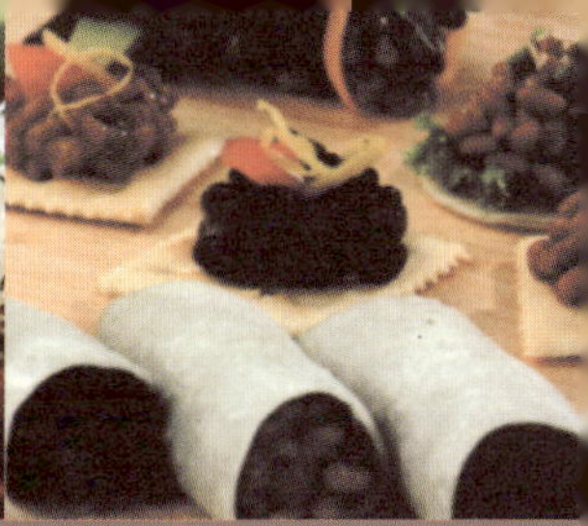

07

건강발효식품
생산관리 · 관능검사를 철저히

생산관리표를 철저히 기록하고 적은 변화까지 기록한다 · 안전관리와 위생관리 · 공정별로 오염방지 대책을 세울 것

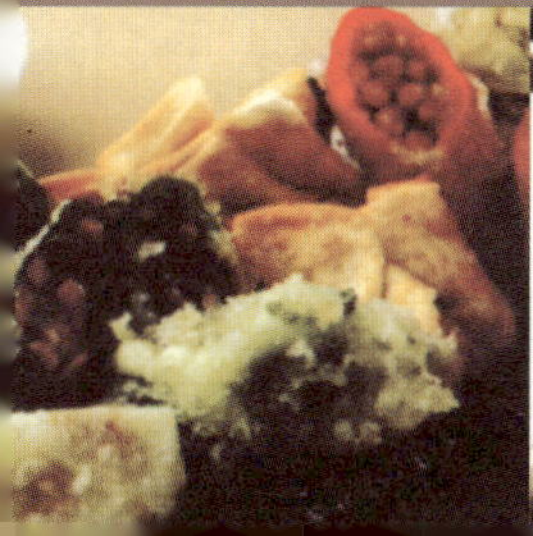
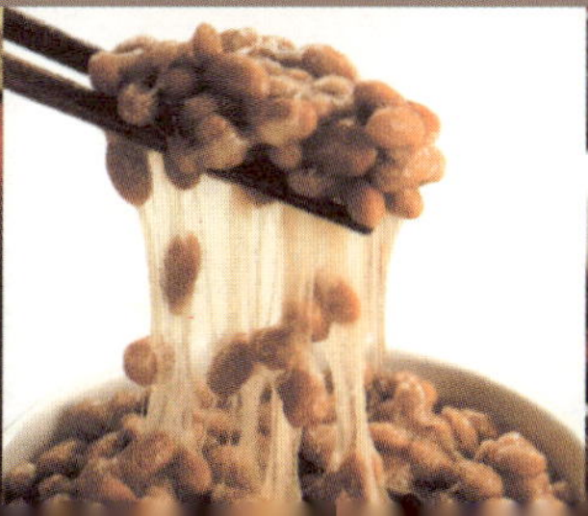
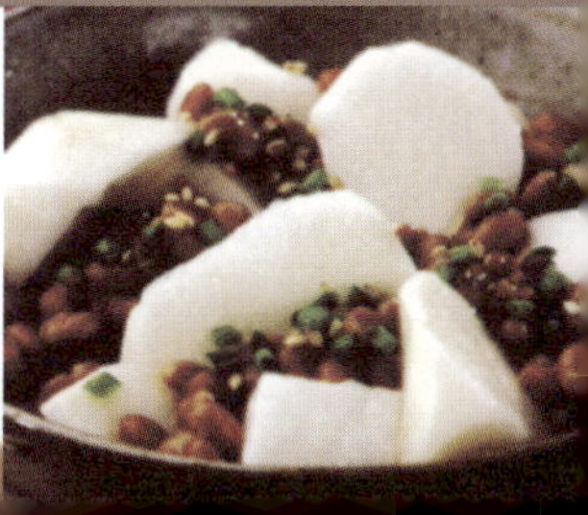

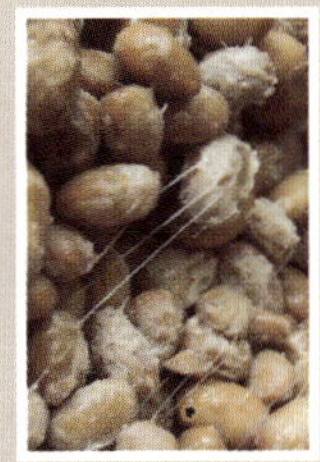

언제나 맛이 있는 나또와 청국장을 생산하려면 생산관리표에 기록을 철저히 하여 참고를 하면서 제품의 관능검사표(표 7-1, 표 7-2)와 비교 검토하는 습관을 들여야 한다. 계속적으로 이러한 것을 되풀이 하면 제품이 이상하게 되었을 경우 원인을 찾아내고, 대책을 세울 수 있게 된다.

표 7-1 생산관리대장

제조 No.　　보고일 :　　년　　월　　일,　　보고자 성 명:

1. 원료 및 전처리

원 료	물담금	증 자
		사용한 증자 장치
• 품종 • 산지 • 생산연도 • 입자 모양 대 중 소 매우적음 • 구입일 • 수량 • 포장형태 벌크 종이푸대 마푸대 • 구입한곳 • 가격 • 협잡물 • 손상 • 손상평가	• 탱크 No. • 담근 수량 • 담금시 물 온도, 실온 담근 시간 시작시간 끝난 시간 • 담근 후 수온 실온	• 증자한 수량 • 증기 원래 압력 • 증자 조건 개시시 브로우시 가압시 압력이 달할시 감압시 합계 시간 • 증자한 콩의 강도
시작할 때 평가 생산후의 평가	결과의 검토, 수분흡수율, 발아율	결과의 검토 증자한 콩의 강도시험

2. 발효 관리 대장

접종	충전	쌓기	발효(조건)	발효(결과)
	충전기형식 능력	발효실, 나또제조 장치의 형식		
• 나또균 No. • 사용한 수량 • 희석균 액량 • 접종방법	• 생산품목 • 용기형식 • 생산수량 • 충전시간 개시시, 종료시	• 콘태이너 형식 • 발효실 No. • 생산품목 • 콘태이너당 용기 수량 • 콘태이너 쌓은 단수 • 콘태이너 총수 *총 쌓은 량 용기수량, 콩수량 • 쌓아 넣기 시간 개시시, 종료시 • 쌓아 넣을 때의 실온	조건 설정 • 발효개시 시 • 예냉 °C 시 • 발아 번식 °C~°C 시 • 발효 °C~ °C 시 • 숙성 °C~°C 시 • 냉각 °C~°C 시 • 산소도입, 환기분, 회/시 시 - 시 • 가습 습도%, 시간 시 • 출하 시 • 발실외 온도 °C	• 발효개시시간 • 발효종료시간 • 발효총시간 • 실온 경과 • 품온 경고 • 습도 경과
결과검토, 종균의 검사	결과검토, 대책, 잡균의 검사	결과검토		결과검토, pH, 수분, 암모니아태 N

3. 2차모장, 냉장, 출하, 위생관리

2차포장	냉장 출하	세척 살균 대책	세척 살균방법
포장기 형식능력 품종수	냉장고 냉장고의 형식		
• 2차포장 태 • 포장개시시산 • 포장종료시간 • 제품체재시간 • 포장실온도	• 온도설정 • 제품입고시 • 제품 출고시 • 제품 체재시간 • 출하시 제품의 품온 • 유통운송차 종류와 온도 보냉차 ℃ 냉장차 ℃ 냉동차 ℃	1. 실명 침적실, 증자실, 충전실, 발효실, 포장실, 냉장실, 기타 3. 기계 기구 침적탱크, 증자관, 접종기구, 충전기, 승강홉퍼, 콘테이너, 끌차, 기타	1. 세척 • 세척제 종류, 사용농도, 사용액량, 사용온도, 씻기 2. 살균 • 열탕살균 • 살균제 종류, 사용농도, 사용액량, 사용온도, 씻기
결과의검토대책	시식(출하시) 영업부의 평가, 소비자의 반응, 평가, 대책, pH, 수분, 암모니아태N	결과의 검토, 대책, 잡균검사	

나또를 냉장고에서 꺼내어 실온에 한 시간 방치한 다음 외관, 맛, 색, 냄새, 점도 등의 관능검사를 한다.

외관과 색은 제품의 위쪽과 아래쪽을 검사한다. 먼저 위쪽은 폴리에티렌 필름을 뜯어 검사한다. 그리고 아래쪽은 폴리에티렌, 종이 용기와 나또가 잘 떨어지도록 한 다음 뒤집어 뚜껑에

올려놓고 아래쪽에 있었든 나또의 외관과 색을 검사한다.

점도는 나또를 20회정도 섞은 다음 나또 20g정도를 집어 40cm정도 끌어올려 점도가 있는 실 모양을 관찰하여 판단한다. 그리고 향을 검사하고, 콩의 단단하기, 맛을 검사한다.

많은 시료를 계속해서 관능검사 할 경우는 간장을 10배로 희석하여 입속을 부셔가면서 하면 좋다. 이러한 관능검사의 결과를 관능검사표에 기록한다. 대조구는 항상 먹고 있는 나또와 청국장을 기준으로 하여 평가단계를 좋다 (5), 약간좋다 (4), 보통

표 7-2 관능검사표

관 능 검 사 표

사료 : No. 증자한 콩, 나또

관능검사한 날짜 : 2007년 월 일, 검사한 사람 :

항 목	평 가					비 고
1) 균의 생육상태	1	2	3	4	5	
2) 용균 상태	1	2	3	4	5	
3) 색깔	1	2	3	4	5	
4) 콩 자체의 형태	1	2	3	4	5	
5) 냄새	1	2	3	4	5	
6) 단단하기	1	2	3	4	5	
7) 맛	1	2	3	4	5	
8) 점도	1	2	3	4	5	
9) 종합평가	1	2	3	4	5	

평가점수 : 나쁘다(1), 약간 나쁘다(2), 보통이다(3), 약간 좋다(4), 좋다(5)

이다 (3), 약간 나쁘다 (2), 나쁘다 (1)로 하고, 비고난에는 평가한 이유를 가능한 자세히 기록한다(표 7-2, 표 7-3).

표 7-3 관능검사할 때 평가기준

1) 균의 생육상태가 좋은 것
   균막이 얼룩지지 않고 일정한 두께로 균이 고루 자라고 증자한 콩 상태가 보이지 않는 것.

2) 용균상태가 좋은 것
   균이 자라 균막 균총이 녹은 상태가 없는 것

3) 색깔이 좋은 것
   나또의 색이 차색 또는 연한 차색을 띠고 선명하게 보이는 것이 좋은 것이고, 탄듯한 차색 또는 검정색을 띠는 것은 나쁜 것이다.

4) 콩입자 자체의 형태가 좋은 것
   콩이 갈라지지 않고, 으깨진 콩이 없고, 껍질이 벗겨진 것이 없는 것임

5) 냄새가 좋은 것
   감미취가 좋고, 암모니아취, 탄냄새, 산의 냄새, 이취 등을 고려하여 적당한 냄새가 있는 것

6) 단단하기가 좋은 것
   연하고 이로 씹을 때 부드러운 것

7) 맛이 좋은 것
   아미노산 등의 맛과 쓴맛, 감미 등을 고려하면서 판단하여 적당한 맛이 있는 것

8) 점도가 좋은 것
   저을 때 점도가 강하고 점질물질이 실과 같이 길게 뻗는 것

9) 종합평가가 좋은 것
   종합적으로 평가 한다. 이물과 티로신의 결정 등이 보이지 않을 경우는 종합평가의 비고난에 기록할 것

▶ 나쁜 것은 좋은 것의 반대로 생각하면 된다.

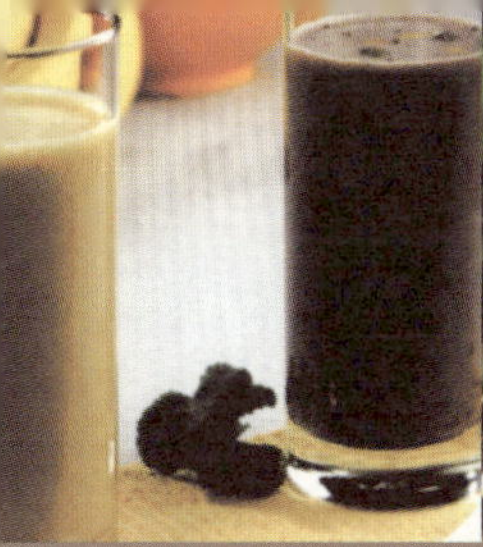
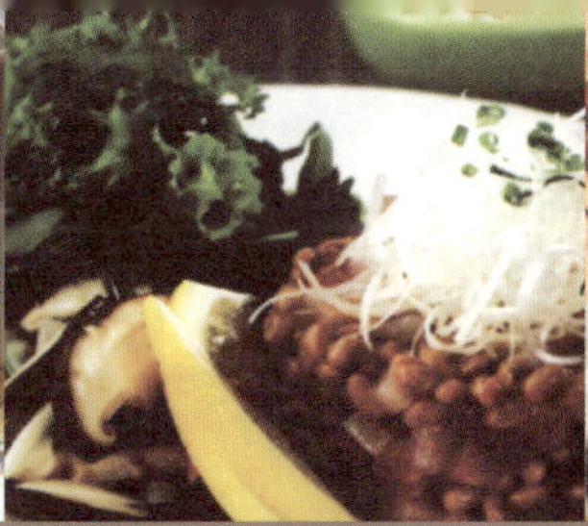
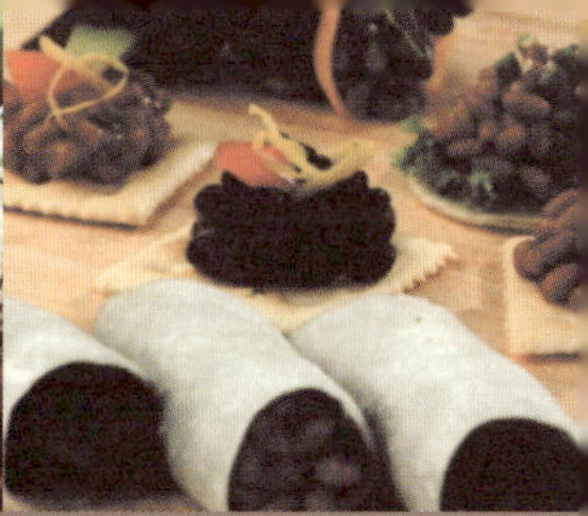

08

건강발효식품

나또를 먹는 방법

나또를 먹는 방법 • 나또요리법 • 나또요리모음

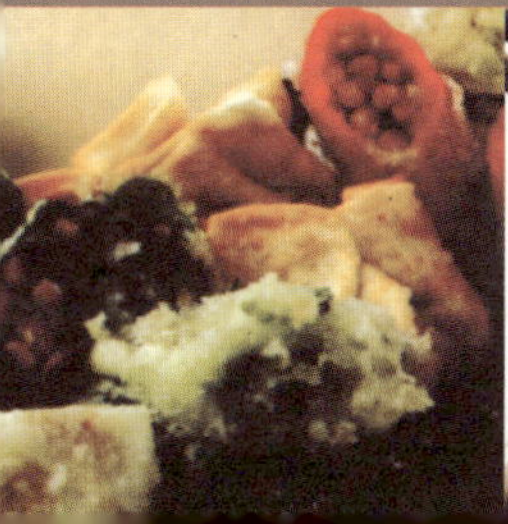
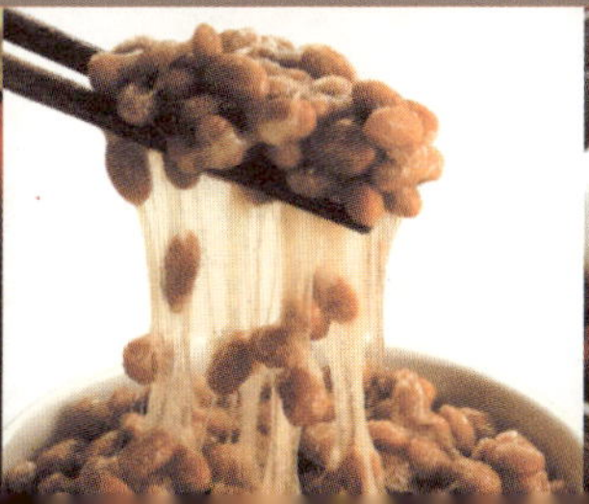
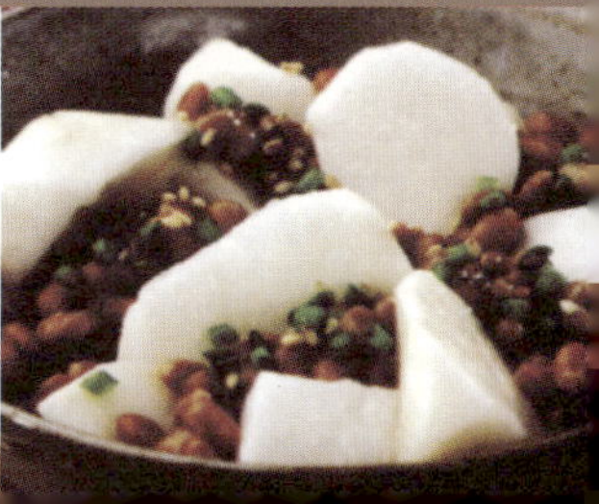

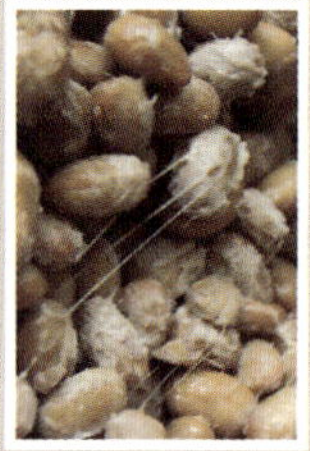

1 나또를 먹는 방법

나또에는 소화효소, 양질의 단백질. 레시틴, 불포화지방산, 비타민 등이 함유 되어있고, 그 외에 나또키나제가 있다고 앞에서 설명하였다.

파중에도 좋은 효능이 있다는 것이 발견 되었다. 따라서 나또와 파를 잘라 같이 먹으면 맛이 있고, 혈전증의 예방에도 효과가 높다.

따라서 보통 나또에 파와 겨자, 간장을 같이 섞어 밥과 같이 먹기도 하고, 이것에 생계란을 섞어서 먹기도 한다. 그 외에 나또를 요리하는데 사용하기도 한다.

2 나또요리법

■ 나또 유부초밥

▶▶재료

나또 1Pack, 유부8장, 밥, 식초1 1/2큰술, 레몬즙 혹은 유자즙 1/2큰술, 달걀1개, 소금약간, 설탕 큰술 1/2

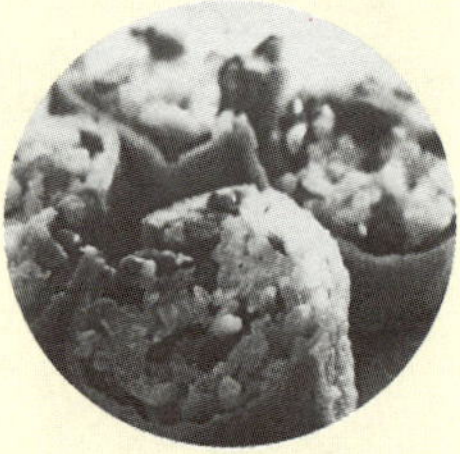

▶▶조리법

1. 식초1 1/2큰술, 레몬즙 혹은 유자즙 1/2큰술을 혼합하여, 따뜻한 밥에 뿌려서 섞는다.
2. 내열 용기에 달걀을 풀고, 소금, 설탕을 넣어, 전자레인지 강(500W)에서 1분동안 가열하면서 잘 익힌다.
3. 1에 2를 넣고, 첨부된 간장과 겨자소스를 혼합한 나또를 더해서 잘 섞는다.
4. 유부에 3을 채워 담는다.

나또 튀김두부

▶▶재료

나또 2Pack, 간장, 겨자소스 각2봉, 두부 6조각(7 5.5 1.5), 올리브, 단무지, 오이, 간장, 참께

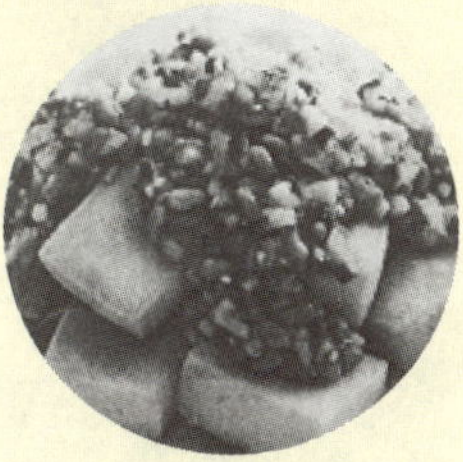

▶▶조리법

1. 두부를 물에 씻은 후, 적당한 크기로
   자른다. 양면에 소금, 간장으로 간을 밀가루에 묻혀서, 180°C의 올리브유에 양면으로 뒤집어가며 바삭하게 급 기름을 제거하고 접시에 얹는다.
2. 오이와 단무지를 잘게 자른다.
3. 나또는 간장, 겨자소스를 넣어서
4. 2, 3에 참깨를 넣고, 잘 섞는다. 맛을 보고 간장으로 조미하여 1위에 얹는다.

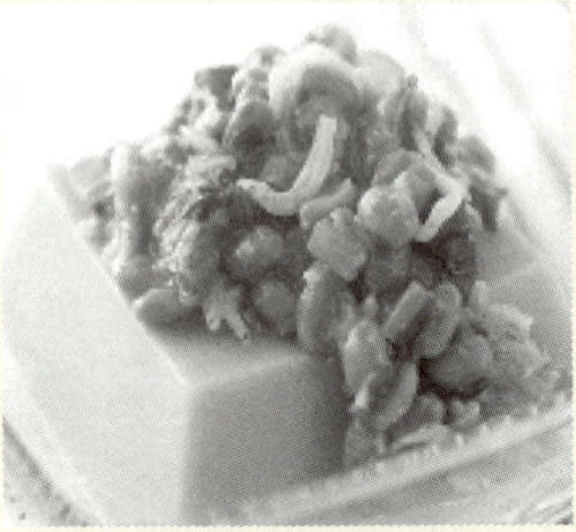

나또두부

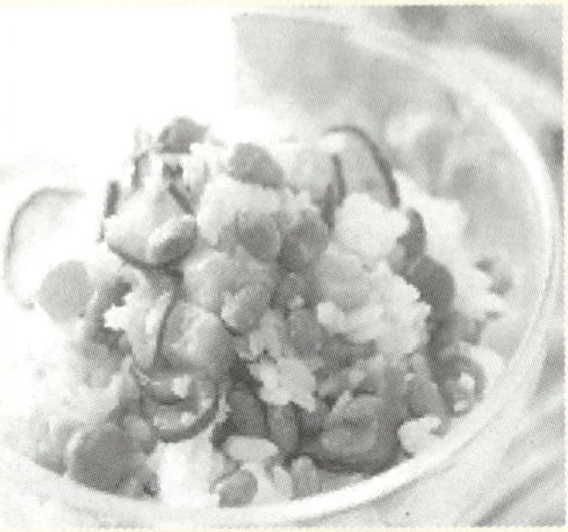

나또 라이스 사라다

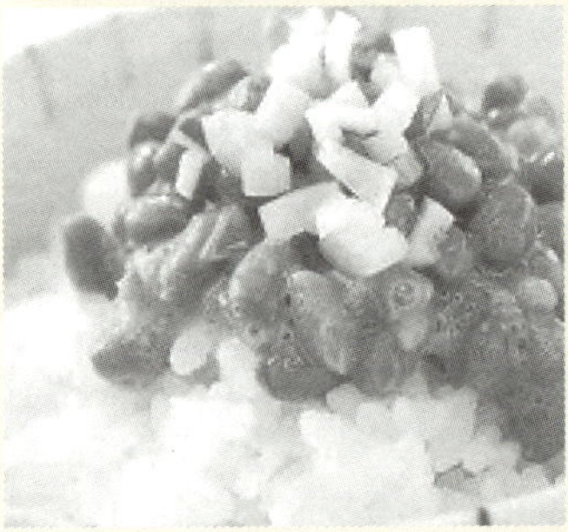

나또두부

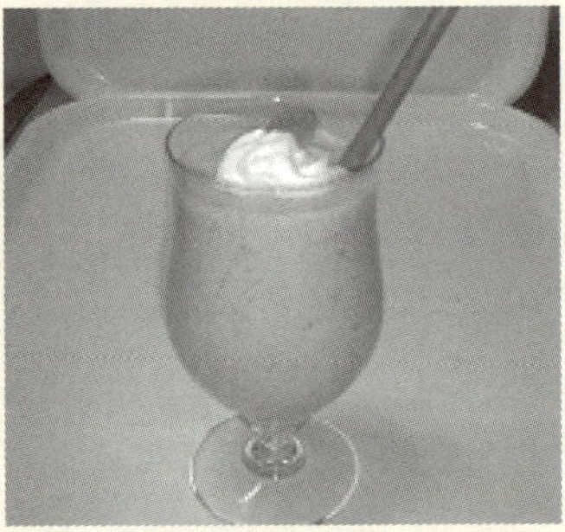

나또 라이스 사라다

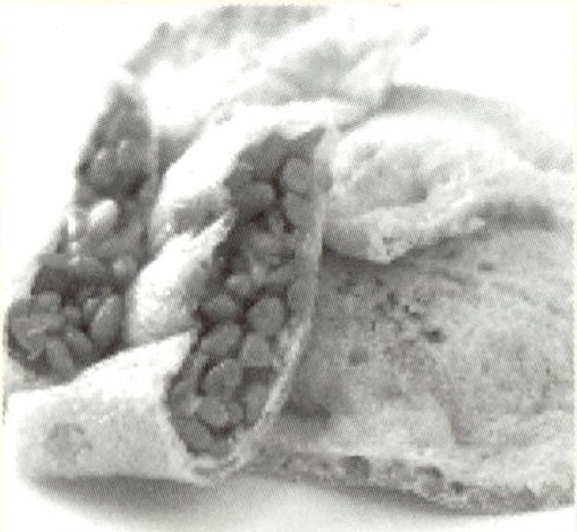

나또두부

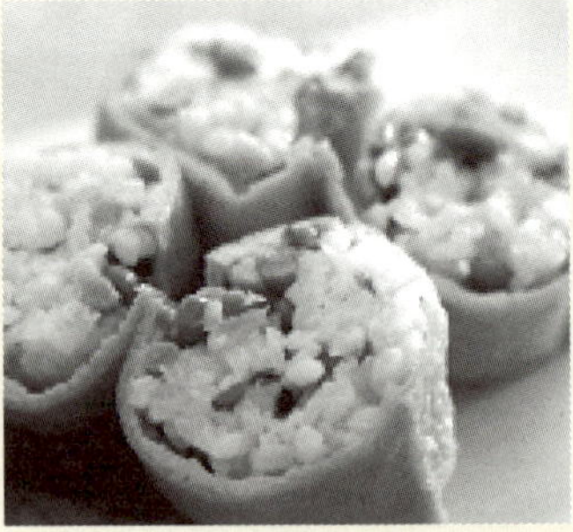

나또 라이스 사라다

마무리하면서

청국장균을 콩에 배양하여 만든 나또와 청국장은 천년전부터 먹어온 건강식품이다. 그것이 식중독균을 억제하고, 혈전을 용해하여 노인 질환, 고혈압, 당뇨병 등의 성인병의 예방에 다소라도 도움이 된다면 좋다.

어느 것이나 생나또의 과학적인 규명은 대부분이 지금부터라고 생각한다. 여기에서는 지금까지 연구한 수가 적은 생나또의 생리작용방향을 중심으로 한 과학적인 근거와 그것을 바탕으로 한 가설이다.

실제로 먹고 효과가 축적되는 것이 앞으로 중요하다. 그리고 새로운 효력에 관한 많은 전달, 그 외에 다른 경험이 연구하는데 힌트가 되므로 무엇이든 느끼는 것이 있으면 연락을 하여주시면 연구하는데 도움이 된다고 생각한다.

참고문헌

- 유 등 : 응용미생물학, 도서출판 효일
- 유 등 : 발효공학, 도서출판 효일
- 이 등 : 발효식품학, 도서출판 효일
- 권 등 : 청국장에 의한 인슈린 증폭작용의 증가, Eur. J. Nutr(2007) 46, 44～57
- 사사키 등 : 나또용 대두육성계통의 가공 적정시험, 나또과학연구회지(1977)
- 하라 등 : 나또는 지구를 구한다, 리바티서점
- 하야시 등 : 나또식에 관한 시스틴, 메치오닌, 계란 또는 소고기의 보
- 충효과, 나또의 영양가에 관한 실험적연구(제11보)
- 오구로 등 : 식용세균 나또균 젖산균 복강내 주사의 쥐에 미치는 영향, 의학과생물학
- 타무라 : 콩은 왜 몸에 좋은가, 건우관
- 와타나배 등 : 나또의 제조기술과 포장공정, 식품과 과학, (주)식품과 과학사
- 기우치 등 : 국내대두의 가공적성 나또용대두의 가공적성에 관한 문헌, 식품산업센터보고서
- 와타나배 : 나또 원료대두의 선택과 판매전략까지, 농문협
- 전국나또협동조합연합회 : 나또연역사
- 천연물생리기능소재연구위원회편 : 나또의 기능성분 및 치료, 예방에 관한 연구, 사단법인 일본공업기술진흥협회
- 오 다 : 나또 건강법, 쌍엽사
- 다카오 : 나또연구의 역사적고찰, 아세아의 무염발효대두식품, 아세아무염발효대두회의, 1985 강연집
- 재단법인식품산업센터 : 국산대두이용촉진지원사업보고서

저자약력

■ 유주현

- 연세대학교 화학공학과 졸업
- 동경대학교 대학원 농예화학과 석사 박사과정수료. 농학박사학위 취득

[경력]

- 연세대학교 부총장, 대학원원장, 공과대학장, 식품생명공학과 교수. 현재 명예교수
- 미국 Purdue학교 생화학과 초빙교수
- 한국미생물생명공학회 회장, 한국식품과학회 부회장, 한국종균협회 이사장
- 보사부 식품위생심의위원
- 한국식품개발연구원 이사

[수상]

- 국민포장, 대통령표창, 서울특별시문화상, 일본농예화학회상, 한국산업미생물학회 학술상, 한국식품과학회 학술상

■ 여익현

- 연세대학교 식품공학과 졸업. 대학원 식품생명공학과 석사 박사과정 수료, 공학박사학위 취득

[경력]

- 삼양식품(주) 근무
- (주)풀무원 부사장, 식문화연구원 원장, 두부사업본부장, 생산본부장, SF마케팅실장
- 국제생명공학회 이사, 한국콩연구회 부회장. 한국종균협회 이사

■ 유영숙

- 연세대학교 생활과학대학 식품영양학과 졸업

[경력]

- Terry's Kitchen요리학원 원장

[자격증]

- 영양사, 한식 양식 조리사

건강식품 시리즈 1
나또와 청국장

2008년 8월 10일 초판인쇄
2008년 8월 21일 초판발행

지 은 이 · 유주현 · 여익현 · 유영숙
발 행 인 · 김 홍 용
펴 낸 곳 · **도서출판 효 일**
주 소 · 서울특별시 동대문구 용두동 102-201
전 화 · 02) 928-6644
팩 스 · 02) 927-7703
홈페이지 · www.hyoilbooks.com
E-mail · hyoilbooks@hyoilbooks.com
등 록 · 1987년 11월 18일 제6-0045호

값 9,000원

ISBN 978-89-8489-247-7